深いリンパを刺激して不調を治す!

1日1分!! 毒出しリンパストレッチ

加藤雅俊

日本文芸社

はじめに

疲れがなかなか取れなくて、なんだか最近不調続き……。

病気が気になる年齢になってきたし、肌や髪の衰えも……。

昔みたいにやる気が出ない。心も疲れ気味？

答えの出ない疑問や漠然とした不安を感じながら、忙しい毎日を頑張って過ごしているあなたに向けて、この本を書きました。

22年前から、私が提唱してきたリンパストレッチ&マッサージは、あらゆる不調に効果的です。短時間で効率的にやせることを可能にしたメソッドでもあります。

この本では、もっと体と心が健康で美しくなるために、リンパストレッチ&マッサージの効能の1つである「毒出し」にフォーカスを当てました。

私たちが新しい細胞を作って生きている限り、老廃物や疲労物質など

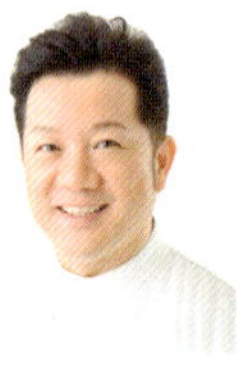

の「体内の毒」が生まれるのも当然のことです。リンパストレッチ&マッサージによる「毒出し」を行えば、体の不調が改善し、心までいきいきと疲れ知らずになっていきます。

いつでも誰でもすぐできるように、1日1分でできるプログラムを考えました。そして、気になる不調別に、効果的なストレッチも紹介しています。

この本に出合った方が、体も心もスッキリし、いきいきと毎日を過ごせるようになるのが、私の願いです。毒出しリンパストレッチの爽快感を、多くの方に味わっていただけたら、著者としてこれほど嬉しいことはありません。ぜひ、実践してみてください。

加藤　雅俊

1日1分!! 毒出しリンパストレッチのすごい効果

1 体質を改善して病気を予防！

筋肉を刺激して老廃物の回収を早め、血行も促進させることで、高血圧や動脈硬化などの血流トラブルや、糖尿病やメタボなどの要因にもなる脂肪蓄積を予防。また、免疫力アップや頭痛、花粉症などにも効果を発揮します。

2 全身の疲れ、女性特有の不調もスッキリ！

老廃物を流す、ということは疲労物質を排出できるということ。日々の体の疲れ、こり、痛みの解消や、便秘や下痢などの胃腸トラブル、生理痛や不妊症などの婦人科系の悩みも改善。体も心も軽やかになります。

3 憂うつ、イライラ、不眠、心のトラブルも解消！

毎日しっかりリンパを流せば、自律神経が安定し、心が穏やかに保てます。憂うつな気分や緊張が和らぎ、不眠ケアにも効果的です。最近、精神的に疲れている……、という人にもとってもおすすめです。

4 肌と髪が若返り、ダイエットにも効果大！

肌を優しくさするリンパマッサージは、肌代謝のアップに効果的。潤いある美肌に繋がります。また、リンパストレッチで体を引き締めると、ダイエット効果も。気になる部分をシェイプアップでき、美容効果をバツグンに実感できます。

さまざまな体と心の悩みを解決してくれる、毒出しリンパストレッチ。誰でも、どこでも、簡単にできる最強のセルフケアです。さっそく今から始めましょう！

もくじ

はじめに …… 2

1日1分!! 毒出しリンパストレッチのすごい効果 …… 4

本書の使い方 …… 12

part1 なぜ体に毒がたまるの？

毒出しのキホン1　体と心の余分なものが「毒」になる …… 16

毒出しのキホン2　不調を引き起こす2つの毒って？ …… 18

毒出しのキホン3　体と心、どこにどんな毒がたまってる？ …… 20

毒出しのキホン4　女性ならではの不調も毒出しでケア …… 22

毒出しのキホン5　毒出しの基本はリンパストレッチ＆マッサージ …… 24

不調、病気知らずになるために
5大リンパを流して毒出し体質になる！ …… 26

基本は10秒キープ！
リンパストレッチのポイントと準備 …… 30

5大リンパを流す！
1日1分!! 毒出しリンパストレッチ …… 34

part2 症状別1分プログラム 体質を改善して健康に

〈血流トラブルを予防〉

高血圧・低血圧　首筋とわき腹を伸ばして血圧悪化を予防……40

動脈硬化　上半身を反らして血行の悪化を防ぐ……44

〈脂肪蓄積を防止〉

糖尿病　体を大きくねじって糖尿病を予防……46

メタボ　わき腹を大きくねじってメタボを改善……48

肥満　立つ姿勢からひざを横に曲げて肥満を解消……50

〈免疫力をアップ〉

風邪　胸の筋肉を伸ばして風邪を防ぐ……52

〈体の不調を改善〉

頭痛・頭の疲れ　首筋の筋肉を伸ばして頭の痛みや疲れを解消……54

尿トラブル　そけい部周辺の筋肉を強化して症状を改善……56

花粉症・アレルギー　背中、胸、おなかを伸ばして症状を軽減……58

痛風　ふくらはぎの筋肉を刺激して痛風を改善……62

part3 症状別 1分プログラム 不調や疲れをスッキリ

〈体のだるさ・疲れをスッキリ〉
全身のだるさ　体の側面を伸ばしてだるさを改善……66
目の疲れ　首筋をほぐして疲れを解消する……68
足の疲れ・むくみ　ふくらはぎを伸ばして疲れやむくみを解消……70
〈こり・痛みをスッキリ〉
首のこり　首や肩の筋肉をほぐしてこりを改善……72
背中のこり・痛み　背中全体を丸めてこりや痛みを解消……74
肩のこり　首から肩の筋肉を伸ばして肩こりをなくす……76
腰痛　背中を丸め、腰を伸ばして腰痛を改善……78
ひざの痛み　かかとを上げて足を開くことで痛みを改善……80
〈胃腸のトラブルをスッキリ〉
胃の不快感　おなかを伸ばして不快感を改善……82
便秘・下痢　おなかを左右にねじって症状解消……84
〈女性のトラブルをスッキリ〉
生理痛・生理不順　わき腹を伸ばして痛みや不快を解消……86

更年期障害　骨盤周辺の筋肉を刺激して症状を軽減……88
不妊症　おなかを伸ばして症状を改善……90

part4　症状別1分プログラム　心が潤うケア

〈心のトラブルを解消〉
憂うつ不安　背中を伸ばしてうつや不安をなくす……94
不眠　背中全体を伸ばして不眠を解消……96
イライラ　首から肩をほぐしてイライラを解消……98
緊張　全身を脱力させて緊張をほぐす……100

part5　症状別1分プログラム　アンチエイジングと部分引き締め

〈顔と髪の老化をストップ〉
むくみ　あごと首のリンパマッサージで小顔にする……104
たるみ・シワ　ほお、目元、額の肌活力を上げたるみ・シワを解消……106
首のシワ・二重あご　あごと首の筋肉を鍛えてたるみ・シワを解消……108

抜け毛・白髪　頭皮のリンパマッサージで髪を健康に……110

〈気になる部分をシェイプ〉

二の腕　腕の裏側を伸ばして二の腕のたるみを解消……112

バスト　手のひらを押し合ってバストアップさせる……114

ウエスト　上半身をひねって腰にくびれをつくる……116

ヒップ①　両足を上げて背中からお尻を引き締める……118

ヒップ②　お尻の内側から引き締めて形のよいお尻にする……120

太もも　太もも全体を引き締めて美脚になる……122

ふくらはぎ・足首　かかとを上げ下げするとひざ下が引き締まる……124

part6　もっと知りたい！　リンパと筋肉の仕組み

リンパは血管に沿って全身をめぐる……128

リンパ液は「一方通行」、血液は「循環」……130

リンパは毒をろ過するフィルター……132

リンパの流れは左右非対称……134

浅いリンパと深いリンパの2種類がある……136

筋肉を動かして深いリンパを流す……138

赤筋と白筋の2種類の筋肉がある……140
赤筋をストレッチして毒出し！……142
赤筋を動かして心の不調を解消……144

時間別プログラム

睡眠中にたまった毒を出す！ 朝のリンパケア……146
わずかな時間で運動不足を解消！ 昼のリンパケア……148
今日1日の体と心の毒を流す！ 夜のリンパケア……150

全身のリンパMAP 前面……152
全身のリンパMAP 側面……154
全身の筋肉MAP 前面・背面……156

スタジオ・サロン・アカデミー紹介……158

本書の使い方

本書では、基本のプログラム（P.34）に加え、part2からは気になる症状別のプログラムも紹介しています。どれも1分程度でできるので、基本のプログラムにプラスして、行ってみてください。より意識的にリンパストレッチに取り組めるよう、体と心に不調をもたらす「毒」の正体についてや（part1）、その毒を排出するリンパの働き（part6）についての解説もチェックしてみましょう。

P.30
リンパストレッチのポイントと準備

まずは、ポイントを理解し、複式呼吸をして準備をしましょう。リンパストレッチの毒出し効果を上げるための水分も用意を忘れずに。

P.34
1日1分!! 毒出しリンパストレッチ

基本のプログラムとなるストレッチです。簡単な動きなので、毎日実践しましょう。慣れてきたら、繰り返し行うのもおすすめです。

part2～
症状別1分プログラム

高血圧気味、疲れがとれない、気分がすぐれない、脂肪が気になるなど、体と心の不調や美容効果別にプログラムを紹介しています。基本のプログラムにプラスして取り組めば、毒出し効果がアップします。

注意事項

- 本書掲載の各種リンパストレッチ、リンパマッサージにおいて、妊娠中、重い病気、または慢性病をおもちの方は、事前に必ず医師に相談してから行ってください。
- リンパストレッチ、マッサージを行っている最中に気分が悪くなったときは、すぐに止めて休んでください。
- 各種リンパストレッチ、マッサージにおける効果には、個人差があることをあらかじめご了承ください。

伸びを感じる部分を表しています。

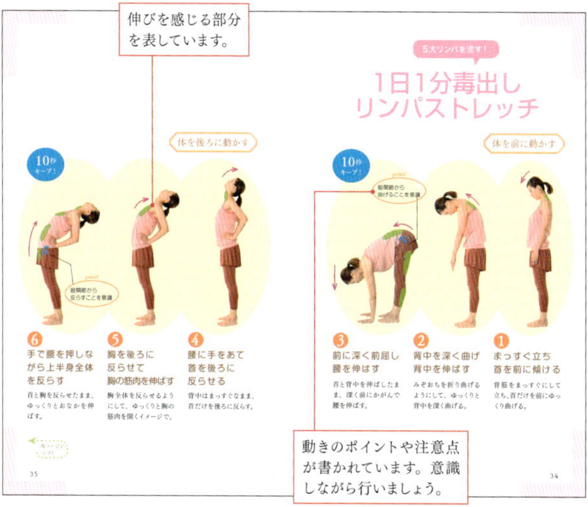

動きのポイントや注意点が書かれています。意識しながら行いましょう。

このストレッチ（もしくは刺激、マッサージ）でアプローチできる筋肉とリンパを示しています。理解した上で行うとより効果的です。

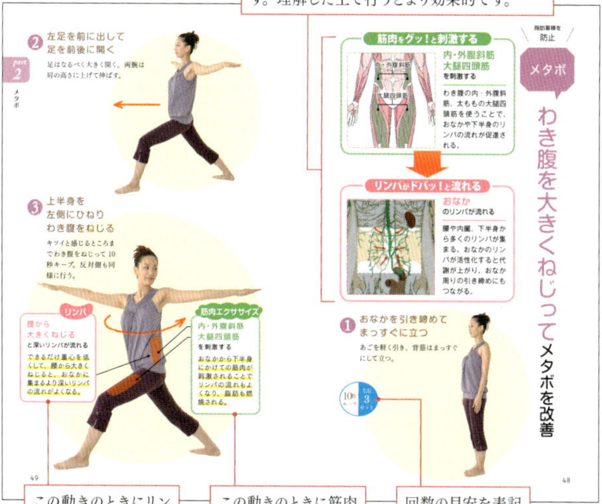

この動きのときにリンパがドバッ！と流れます。健康効果についても解説しています。

この動きのときに筋肉がグッ！とストレッチ（もしくは、エクササイズ）できます。

回数の目安を表記しています。

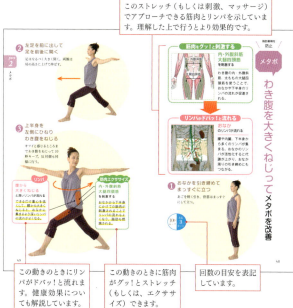

part 1

なぜ体に毒がたまるの？

イキイキとした毎日を過ごしたい！
そんなあなたの前に立ちはだかるのは、体の中の「余分なもの」。
その余分なものが、やがて体と心にダメージを与える「毒」となります。
ストレスや疲労、我慢までため込んでいませんか？「毒」は知らず知らずのうち、体と心にたまっていきます。
まずは、あなたの体と心の毒を
意識することから始めてみましょう。

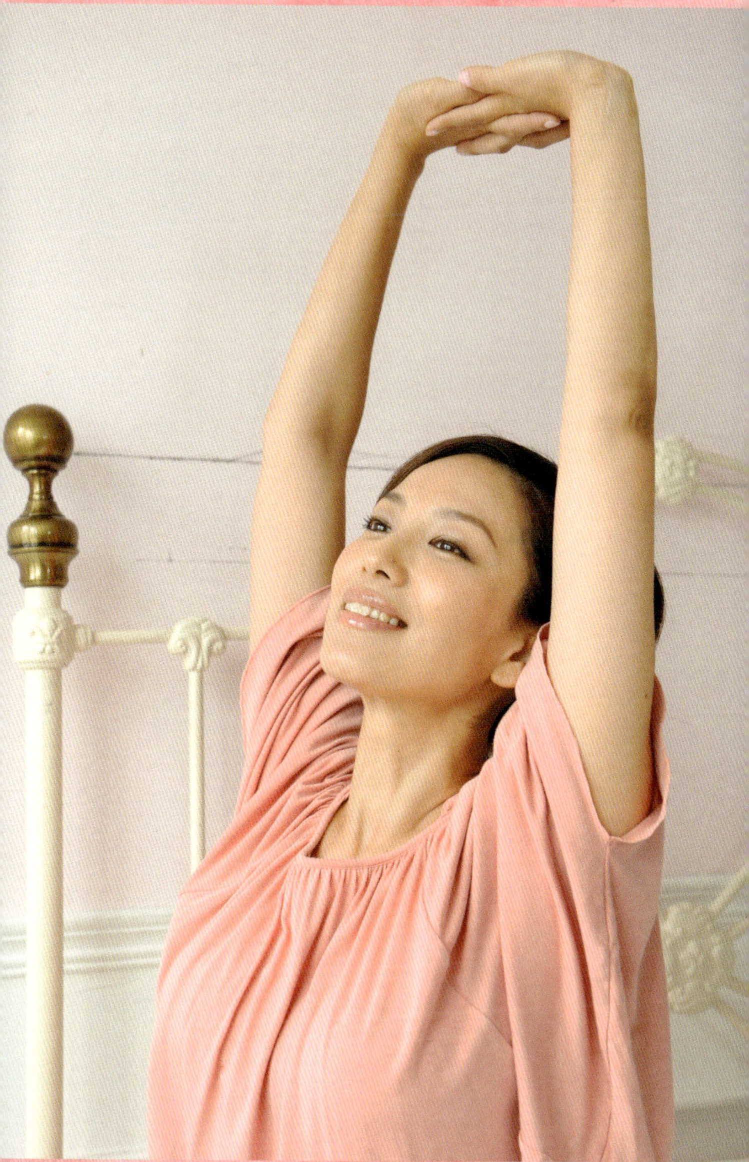

毒出しのキホン1

体と心の余分なものが「毒」になる

体と心の不調は、どちらも「毒」に大きくかかわっています。「何となく体がダルい……」「病院に行くほどではないけれど、体が重い……」。そんなときは、あなたの体と心に「余分なもの」がたまっているサイン。余分なものはやがて「体の毒」「心の毒」となり、あなたの心身に不調を引き起こしてしまうのです。

人はものを食べ、栄養を吸収してエネルギーを作り、体を動かし、細胞を新陳代謝させています。それと同時に、不要なものを尿や便、汗と一緒に排出しています。このエナジーサイクルを上手に保つことが、心身の健康には欠かせません。しかし、現代では、このエナジーサイクルが狂ってしまい、体と心に毒がたまっている人が多くいるようです。

では、実際にどんなものが毒になるのでしょうか?

毒には、①生きることで自然に出てくる「老廃物」を上手に体外に出せないでいるもの、②正常であれば大切な役割として働くものの、過剰に機能すると毒になってしまう物質の2種類があります。詳しくはP.18で解説しますが、まずは、左ページのチェック項目を見て、体と心に毒がたまっていないか、確認してみましょう。

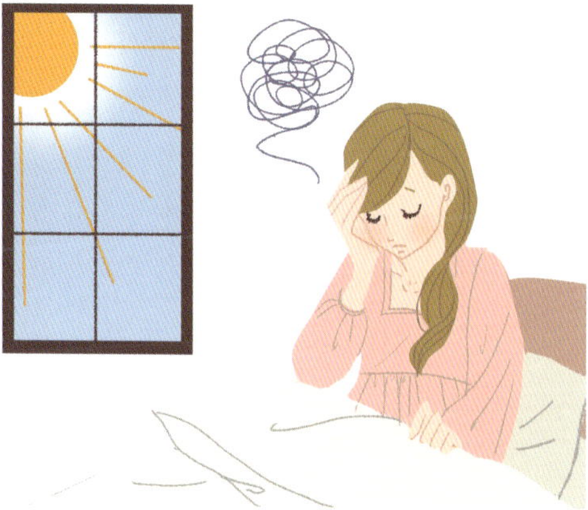

睡眠を十分にとっても体がダルく感じるときは、老廃物や余分な毒がたまっている可能性が高い。

こんな症状が出たら…毒がたまっているかも！

- □気をつけていても風邪をひきやすい
- □気温が高くても体が冷えている。冷え性だ
- □血圧が不安定で、高くなりがち
- □食事量も運動量も変わらないのに、太ってしまう
- □月曜日の朝、通勤、通学したくなくて休んでしまう
- □寝ても、寝ても疲れが取れない
- □ささいなことでもすぐイライラする
- □常に胃腸の調子がよくない

毒出しのキホン2

不調を引き起こす2つの毒って？

P.16でお話しした①の毒の代表例は疲労物質です。疲労物質といえば、今まで「乳酸」が原因とされてきましたが、それが間違いであることがわかってきました。疲労の原因物質は【FF】（ファティーグ・ファクター）と呼ばれるたんぱく質で、過労や睡眠不足、ストレスなど、体に負担がかかると発生します。体になんとなく感じる倦怠感には、実は【FF】が深く関係しているのです。

一方、②の毒で代表的なものは、ノルアドレナリンの過剰分泌です。ストレスを受けるような状況が続き、不安や心配事が多いと感じるときはありませんか？　そんなときは、神経伝達物質のノルアドレナリンが出すぎているのかもしれません。ノルアドレナリンは脳内から分泌され、覚醒や集中、危険からの回避行動、痛みの軽減など、生きるためには必須の神経伝達物質で、「危機管理センター」の役割をしています。しかし、ノルアドレナリンが過剰に分泌されると、躁状態（ナチュラルハイ）になったり、理由なく怒りがこみ上げてきたり、不安になるなど、心が不安定な状態になります。つまり、ノルアドレナリンが毒になるのではなく、過剰に出すぎる状態こそが、「心の毒」となるのです。

毒になるもの①

- 過労
- 睡眠不足
- ストレス

など

↓

体に負担がかかり、老廃物が発生

↓

FF(ファティーグ・ファクター)が発生

↓

- だるさ、体の疲れを感じる

主に体の毒になる

毒になるもの②

- ストレス

など

↓

神経伝達物質・ノルアドレナリンが過剰発生

↓

- 躁状態になる
- 怒りやすくなる
- 心が不安定になる

主に心の毒になる

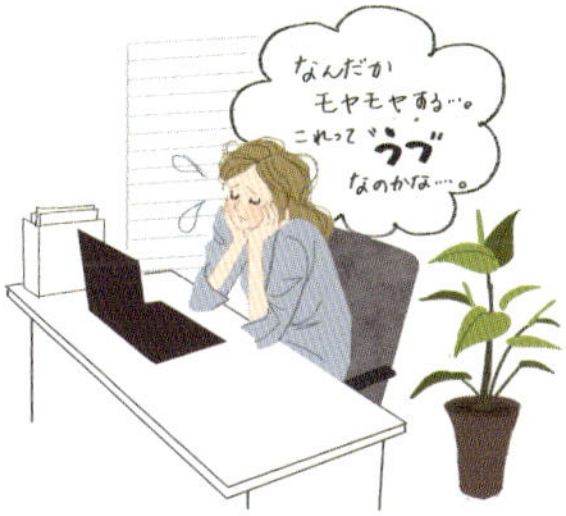
なんだか
モヤモヤする…。
これって"ウツ"
なのかな…。

毒出しのキホン3

体と心、どこにどんな毒がたまってる？

ダムが川の水をせき止めるように、体内から排出されず、せき止められた多くの老廃物や疲労物質は毒となり、不調の原因「毒のダム」を作ります。それはあなたの体と心にどう影響しているのでしょう。

まずは、頭から。首の後ろから頭にかけてのリンパや血流の滞りは、頭痛の原因になります。目の疲れにも、同様に首のリンパや血流が関係しています。よって、頭部の不調の原因は、首にできる毒のダムといえます。

便秘気味の人は、まさに体と心の毒が両方たまっている状態。腸と脳は約二千本もの神経線維の束でつながっており、イライラやストレスが原因で、便秘になるのもうなずけます。

ふくらはぎは、下半身でもっとも毒のダムができやすいところです。座る時間が長いデスクワークで、下半身の筋肉を動かさないことで起こる「むくみ」。これは、筋肉周辺の深部のリンパが余分な水分を回収できずにたまることが原因です。

車にガソリンを入れ、走らせることで排気ガスが出るように、人は生きている限り、食事をすることで体内から廃棄物を出します。この廃棄物が過剰に体内に残って毒に変わる前に、常にリンパや血流の流れをよくし、毒のダムを作らないように心がけましょう。

体のどこに毒がたまってる？

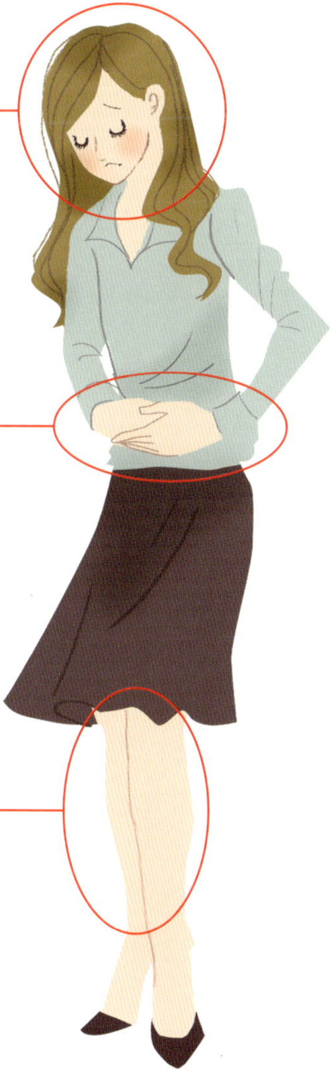

頭が痛い…！

頭痛など、頭部の不調の原因は、リンパや血流の滞りにより、首にできる「毒のダム」であることが多い。

おなかの調子が…！

便秘などの腸の不調は、腸周辺のリンパや血流の滞りの他、イライラやストレスが原因の場合もある。体と心の両方に「毒のダム」ができてしまっている。

足が重い…！

長時間、下半身の筋肉を動かさないでいると、ふくらはぎ周辺の深部のリンパが余分な水分を回収できず、「毒のダム」ができ、むくんでしまう。

毒出しのキホン4

女性ならではの不調も毒出しでケア

バリバリ仕事もやりたいし、自分磨きの趣味や習い事も充実させたい！　もちろん、恋愛だって楽しみたい。私のサロンに通ってくださるお客さまのお話をうかがうと、もっと勢いのあってほしい20～30代の彼女たちの多くが、「女性特有の毒」に苦しめられている事実があります。

　重い生理痛や生理不順などの婦人科系の不調は、子宮周辺にあるそけい部に「毒のダム」ができ、本来は排泄されるべき老廃物が滞ってしまうことが原因のひとつです。また、子宮周辺の筋肉は、日常生活であまり使われることがありません。この「あまり使われない」場所にこそ、「不調という毒」がたまりやすくなるのです。

「どんなダイエットを試してみてもやせない」。こんな悩みもよく耳にします。ムダな脂肪がたまりやすいおなかやウエスト周り、二の腕などは、普段からあまり使われていない場所ばかりです。「日常生活であまり使われない」部分だからこそ、脂肪という毒がたまっていくのです。

　流れをよくして毒を体にため込まない、それこそが健康美人への近道だといえます。さあ、その毒を出してスッキリしませんか!?

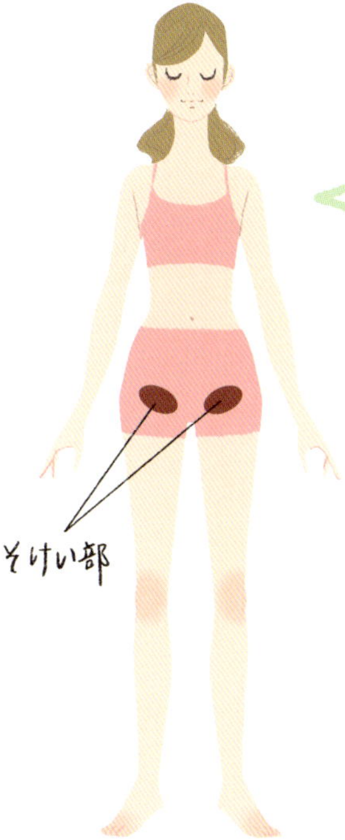

婦人科系の不調は そけい部の毒出しを

重い生理痛や生理不順などの婦人科系の不調は、そけい部手前のリンパ管に排泄されるべき老廃物が滞ってしまっているのが原因。不調の解消には、そけい部周辺の筋肉を動かして、「毒出し」する必要がある。

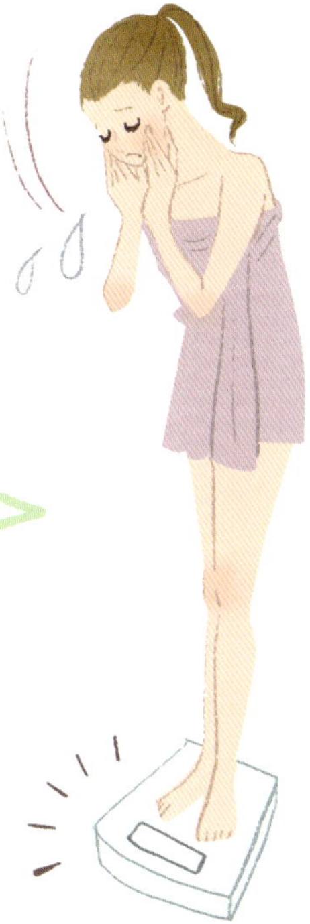

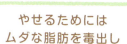

やせるためには ムダな脂肪を毒出し

ダイエットをしてもやせないときは、ムダな脂肪がおなかやウエスト周り、二の腕などにたまっている。「毒出し」を意識しよう。

毒出しのキホン5

毒出しの基本はリンパストレッチ＆マッサージ

毒は普段あまり使われない部分にたまります。つまり、毒出し上手になるには、あまり使っていない筋肉のリンパストレッチ＆マッサージが必要です。

リンパストレッチ＆マッサージでリンパの流れがよくなれば、不調の原因となる疲労物質の【ＦＦ】（ファティーグ・ファクター。P.18参照）やアンモニア、尿酸など体内のあらゆる老廃物や余分な脂肪を、スッキリと追い出すことができます。

また、筋肉を動かすことにより、脳内の神経伝達物質のセロトニンの分泌が活性化。セロトニンには精神を安定させる役割があり、イライラや不安の原因となるノルアドレナリンの過度な分泌を正常にコントロールしてくれます。皆さんも経験があると思いますが、運動後に気分がスッキリするのは、筋肉を動かしたことで、セロトニンが分泌されたためなのです。

重力に対して姿勢を保つための筋肉群を「抗重力筋群《こうじゅうりょくきんぐん》」といいますが、この筋肉にもセロトニンは強く働きかけます。顔を上げ、姿勢よく立つだけで、やる気や元気が出てくるのは、セロトニンが作用している証しといえます。

さあ、あなたもスッキリ毒出し上手、イキイキ姿勢美人になりましょう。

リンパストレッチで体の毒を出す

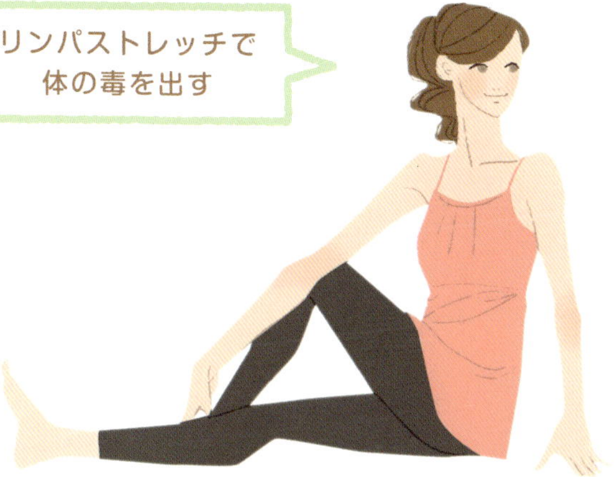

「毒出し」のためには、リンパストレッチが大変効果的。普段あまり使わない筋肉を動かして、疲労物質や老廃物、余分な脂肪を体外に出してスッキリしよう！

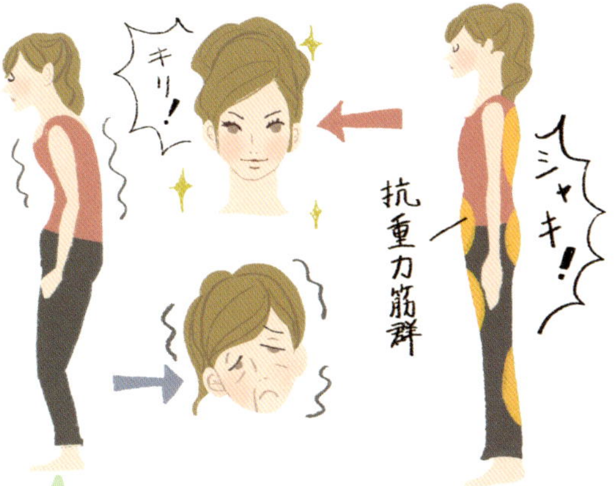

姿勢よく立ってセロトニンの分泌を活性化

姿勢よく立つことを意識するだけでも、抗重力筋群を使うことになり、セロトニンの分泌が活性化。やる気や元気が出てくるだけでなく、顔の筋肉（表情筋）にも効いてくる。

不調、病気知らずになるために

5大リンパを流して毒出し体質になる！

健やかな心身を司るリンパ

体と心にたまった毒を出すためには、全身のリンパのなかで特に重要な「わきの下」「鎖骨」「胸」「おなか」「そけい部」のリンパをしっかり流していくことが大切です。この5つのリンパは、手足の先から出発した細い毛細リンパ管がいくつも合流する（集まる）ポイントとなる部分。そのため、重点的にケアすることで健康・美容効果がぐっと高まるのです。

リンパを流すのはとっても簡単！

まずはこの5大リンパの場所を知り、意識を向けながら、それぞれにアプローチできるP.34からの「1日1分!! 毒出しリンパストレッチ」を行ってみてください。簡単に取り組めて、かつあらゆる不調に効果的なプログラムです。毎日の習慣にすれば、リンパの流れはとてもよくなります。慣れてきたら繰り返し行ったり、P.40からの気になる症状別プログラムもトライしてみましょう。

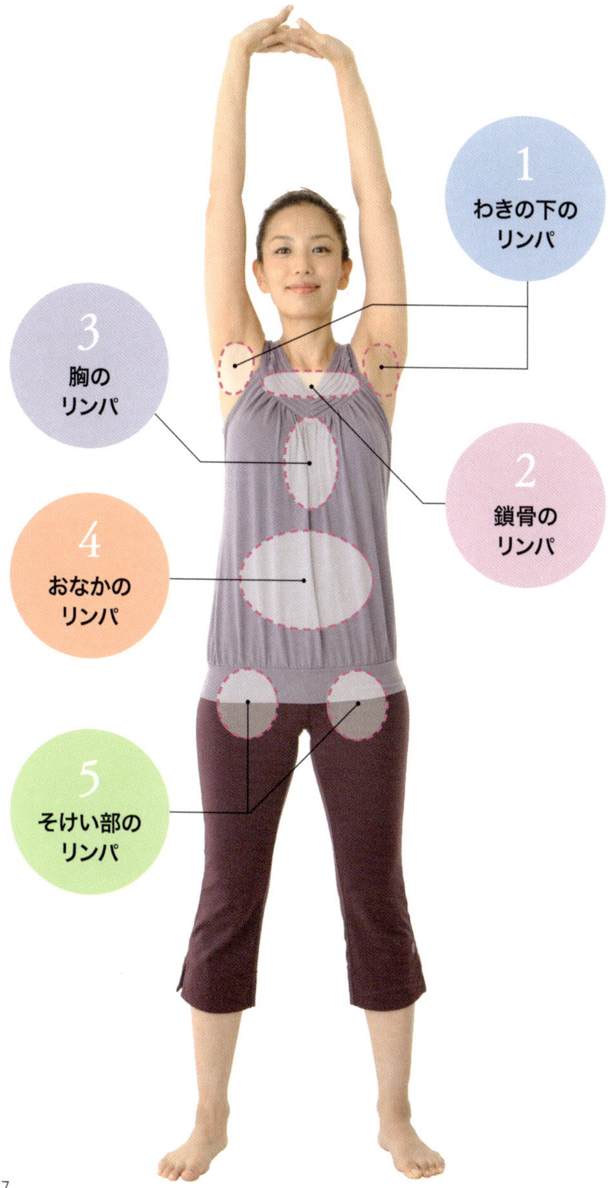
1
わきの下のリンパ
3
胸のリンパ
2
鎖骨のリンパ
4
おなかのリンパ
5
そけい部のリンパ

5大リンパ

1 わきの下のリンパを流す

胸や胸壁、上腹部のリンパが集まります。乳房内のがん細胞が発生しても、わきの下にある腋《えき》窩《か》リンパ節が、がん細胞の広がりをくい止める役割をしています。また、リンパの流れがよくなることで、血流も促進されます。

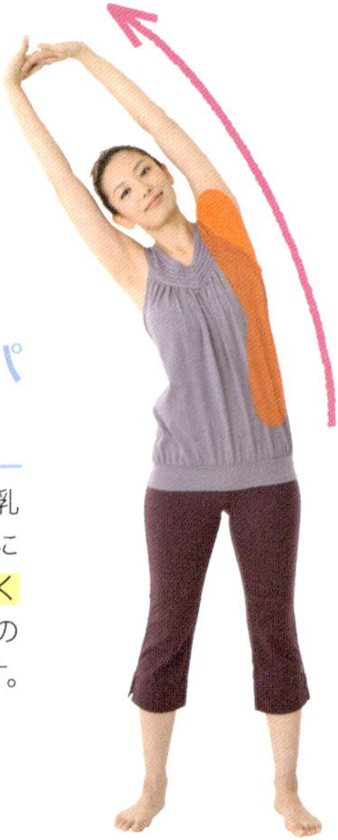

5大リンパ

2 鎖骨のリンパを流す

右リンパ本幹と左リンパ本幹（胸管）などがあり、全身のリンパが集まる重要な場所。鎖骨のリンパの流れがよくなると、リンパを吸い上げる力が高まり、全身のリンパの流れが活発になります。

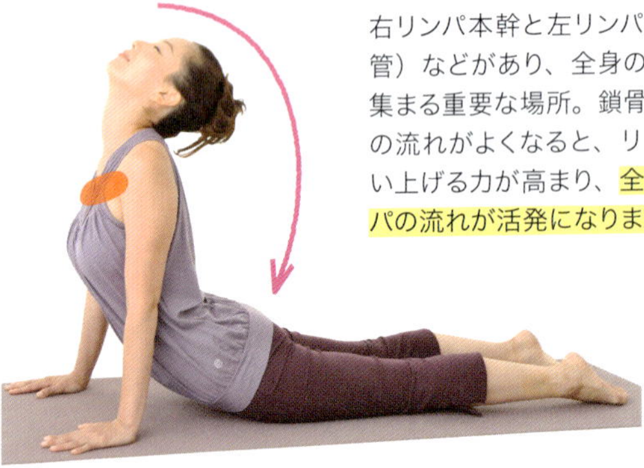

5大リンパ

3 胸のリンパを流す

左リンパ本幹《ほんかん》（胸管《きょうかん》）や気管支肺リンパ節、免疫の司令塔・Tリンパ球を成熟させて増やす胸腺《きょうせん》などがあり、人の免疫機能にとって非常に重要な場所。リンパの流れがよくなると、体の免疫機能がアップします。

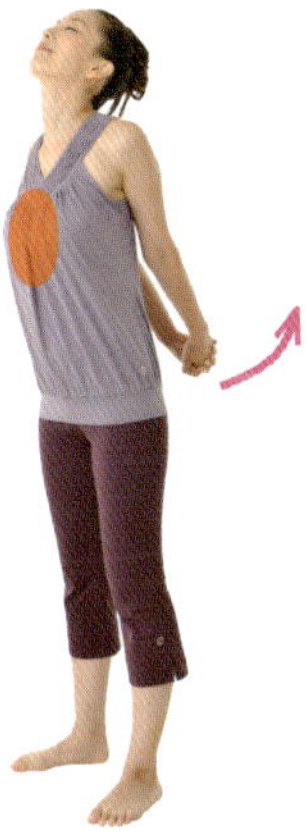

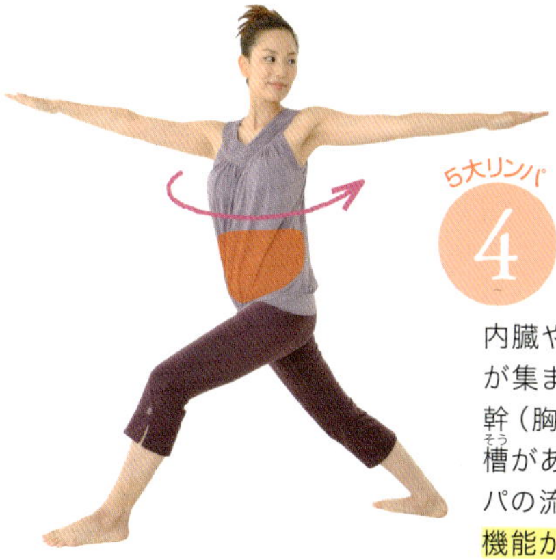

5大リンパ

4 おなかのリンパを流す

内臓や腰、下半身からリンパが集まる場所で、左リンパ本幹（胸管）の起点となる乳《にゅう》び槽《そう》がある重要拠点です。リンパの流れがよくなると、内臓機能が高まり、便秘や下痢などの不調も改善されます。

5大リンパ

5 そけい部のリンパを流す

両足、腹壁下部、外陰部組織からのリンパが集まります。流れが滞ると足のむくみや冷え、疲れなどの原因となります。また、股関節周辺のリンパの流れがよくなると、下半身の脂肪がつきにくくなります。

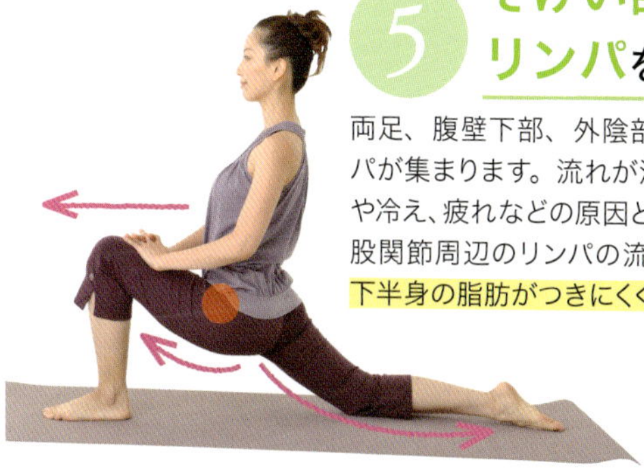

基本は10秒キープ！

リンパストレッチのポイントと準備

リンパストレッチのポイント

最大限の効果を出すために
ギリギリまで伸ばして10秒キープ

ゆっくり伸ばして10秒間その状態を保つ

「これ以上伸びない」と感じる状態まで筋肉を伸ばし、そのままの状態を10秒キープするのが基本。まだ筋肉に伸びる余裕がある状態だと、深いリンパまでアプローチできません。

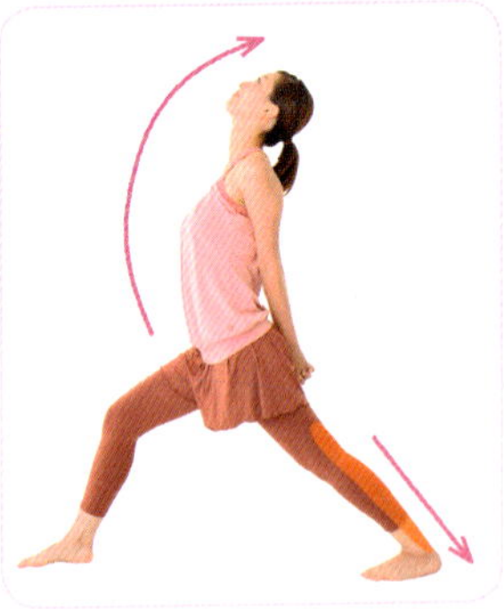

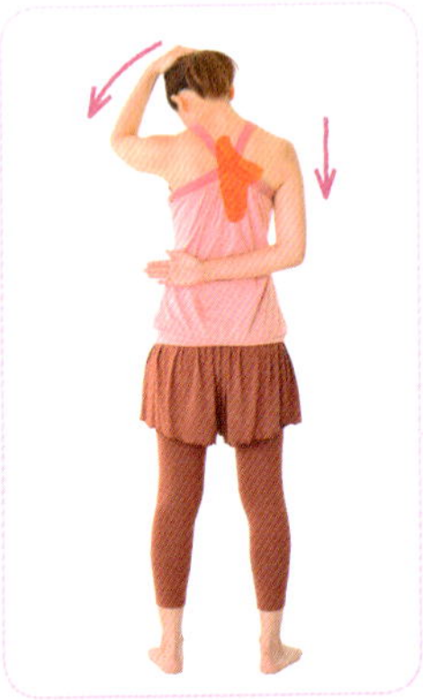

テコの力を利用して小さな力で大きな効果を得る

短時間で効果をたくさん得るためには、「テコの原理」を利用しましょう。伸ばしたい部位からできるだけ離れたところを持つと、小さな力でも筋肉がよく伸び、より大きな効果を得ることができます。

リンパストレッチの準備

腹式呼吸で体の中に十分に酸素を入れる

3セット

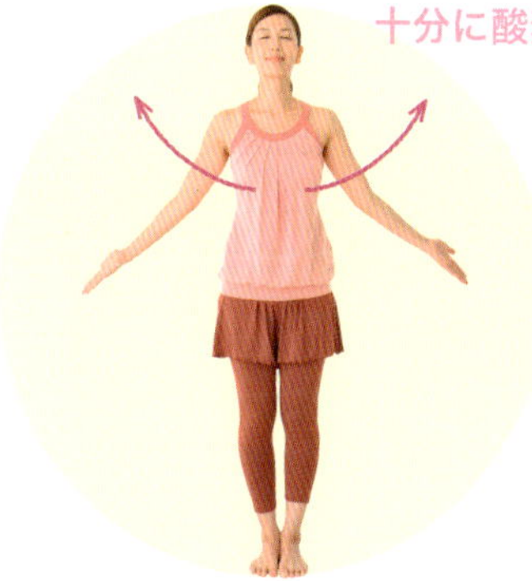

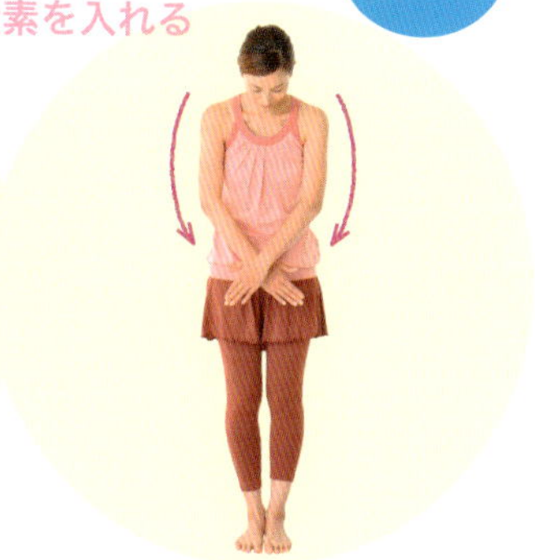

1 おへそに意識を集中させゆっくり深く息を吸う

おへそに意識を集中させ、両手を開きながらゆっくりと深く息を吸います。おなかをふくらませるように行うことで、体の中に、たくさんの酸素を取り込むことができ、リンパストレッチの効果も高まります。

2 おなかを強く引き締めながらゆっくりと息を吐く

両手を前に交差させ、おなかを強く引き締めながら、一気に吐かずに、ゆっくりと息を吐いていきます。体の中の酸素を吐き切るように時間をかけて行いましょう。吸う→吐く、を3回繰り返します。

適度に水分補給をして汗や尿が出やすい状態にする

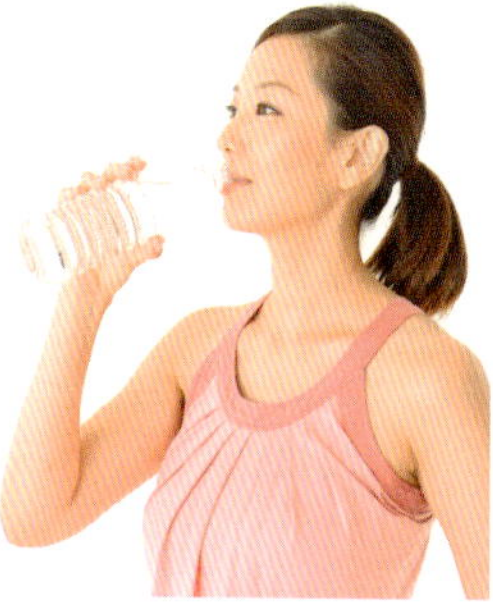

体の代謝が高まり老廃物が排出しやすくなる

リンパストレッチの前後や最中に水分補給を行うと、体の代謝が高まり、汗や尿が出やすい状態に。体内の老廃物をより排出しやすくなります。冷たい水だと必要以上に胃液を分泌させて胃に負担がかかるので、できるだけ常温の水をとりましょう。

リンパマッサージの準備

左の鎖骨のリンパから
マッサージを行う

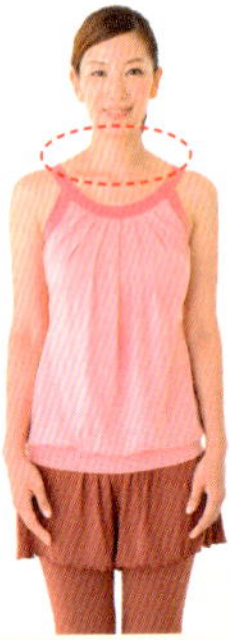

1 まっすぐに立つ

全身の力を抜き、リラックスした状態で立ちます。背筋を伸ばした状態で。

5セット

2 左→右の順で鎖骨のリンパをマッサージ

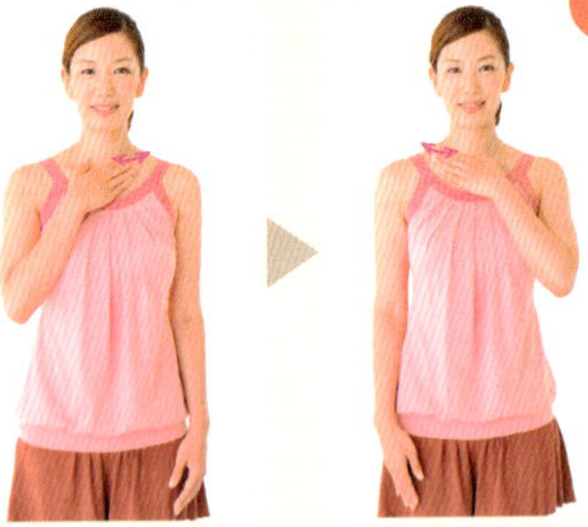

より多くのリンパが集まる左の鎖骨のリンパからマッサージ。鎖骨の溝をやさしくさするように、5往復マッサージします。その後、右の鎖骨も5往復マッサージ。やさしくマッサージすることで、顔や首のリンパの流れがよくなります。

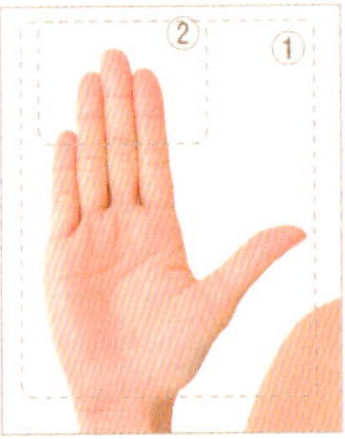

マッサージする部分によって、手のひらや指を使い分けます。

①腹部や太ももなどの広い範囲

手のひらと指全体を使い、大きな円を描くようにマッサージ。

②鎖骨や顔、首などの狭い範囲

人さし指から小指を2〜4本そろえ、小さな円を描くようにマッサージ。

リンパストレッチ＆マッサージを効果的に行うには？

1 ゆっくり伸ばす＆さする

筋肉をゆっくり伸ばし、肌をゆっくりさすると、リンパが流れやすくなり、副交感神経が優位になって気持ちも落ち着きます。急いで行うと筋肉や肌を傷め、逆効果です。

2 自分のペースで継続させる

効果を得るには、続けることが大切。自分の体の状態を確認しながら、疲れているときは休んだり、回数を減らすなど無理をしないでマイペースに続けていきましょう。

3 食後１時間以内は避ける

食後は、消化のために血液が胃に集中しますが、運動をすると、優先して筋肉に血液が送られるので、胃腸の血液の流れが悪くなって消化不良を起こします。気をつけましょう。

4 傷や湿しん部分は避ける

傷や湿しんなどがある場合は、傷口を広げてしまったり、細菌が体に入って症状を悪化させてしまう可能性があります。患部に触れないようにするか、中止しましょう。

5大リンパを流す！

1日1分!! 毒出しリンパストレッチ

体を前に動かす

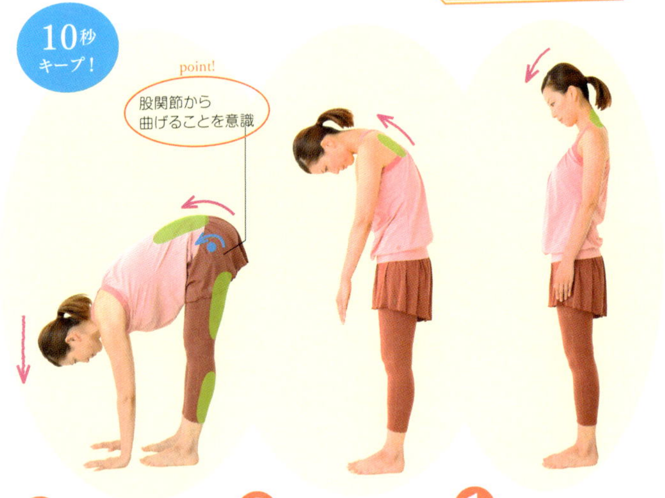
10秒キープ！
point!
股関節から
曲げることを意識

1 まっすぐ立ち首を前に傾ける

背筋をまっすぐにして立ち、首だけを前にゆっくり曲げる。

2 背中を深く曲げ背中を伸ばす

みぞおちを折り曲げるようにして、ゆっくりと背中を深く曲げる。

3 前に深く前屈し腰を伸ばす

首と背中を伸ばしたまま、深く前にかがんで腰を伸ばす。

体を後ろに動かす

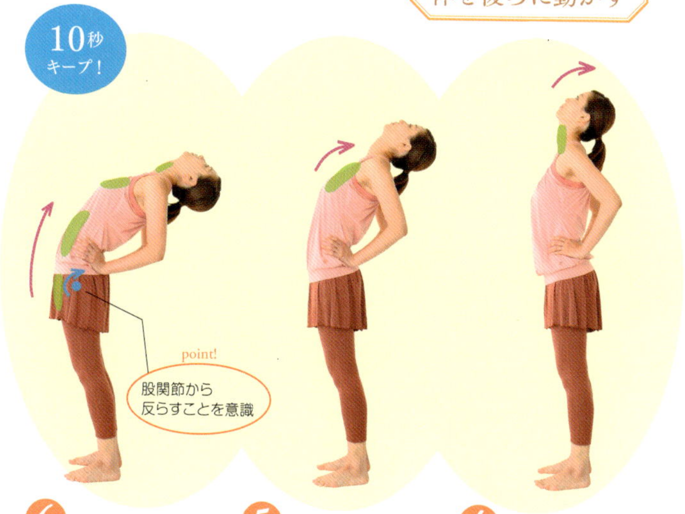
10秒
キープ!
point!
股関節から
反らすことを意識

4 腰に手をあて首を後ろに反らせる

背中はまっすぐなまま、首だけを後ろに反らす。

5 胸を後ろに反らせて胸の筋肉を伸ばす

胸全体を反らせるようにして、ゆっくりと胸の筋肉を開くイメージで。

6 手で腰を押しながら上半身全体を反らす

首と胸を反らせたまま、ゆっくりとおなかを伸ばす。

次ページにつづく

体を右に傾ける

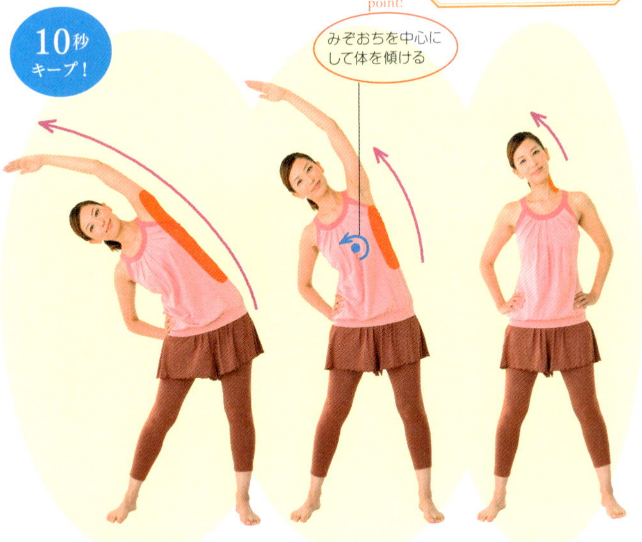
10秒
キープ！
point!
みぞおちを中心に
して体を傾ける

7 足を肩幅に開き首を右に傾ける

足を肩幅に開いて立ち、首を右側にゆっくり傾ける。

8 左腕を上に伸ばし上半身を右に傾ける

みぞおちを中心にして、ゆっくりと上半身を右側に傾ける。

9 さらに上半身を深く右に傾ける

体の左側面を伸ばすことを意識して、右側に深く傾け、キツイと感じるところで10秒キープ。

体を左に傾ける

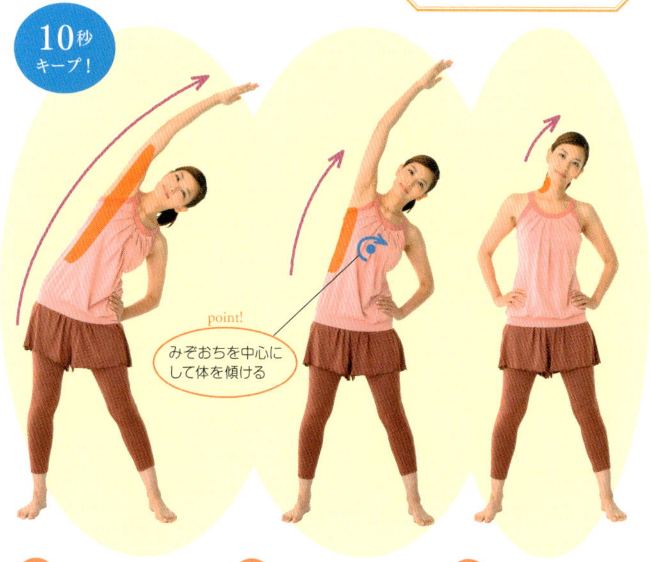
10秒
キープ!
point!
みぞおちを中心に
して体を傾ける

⑩ 足を肩幅に 開いたまま 首を左に傾ける

今度は、首を左側にゆっくり傾ける。

⑪ 右腕を上に伸ばし 上半身を 左に傾ける

みぞおちを中心にして、ゆっくりと上半身を左側に傾ける。

⑫ さらに上半身を 深く左に傾ける

体の右側面を伸ばすことを意識して、左側に深く傾け、キツイと感じるところで10秒キープ。

慣れてきたら、セット数を徐々に増やすと
より効果が上がります!

part 2

症状別 1分プログラム

体質を改善して健康に

リンパストレッチを始めて、体を健康にしていきましょう！　筋肉がこり固まって体の中に老廃物がたまり、血行が悪くなると、病気になりやすい体質になります。リンパストレッチで筋肉を刺激し、老廃物の回収を早めて血行もよくなれば、免疫力もアップ！　体質は改善されていきます。

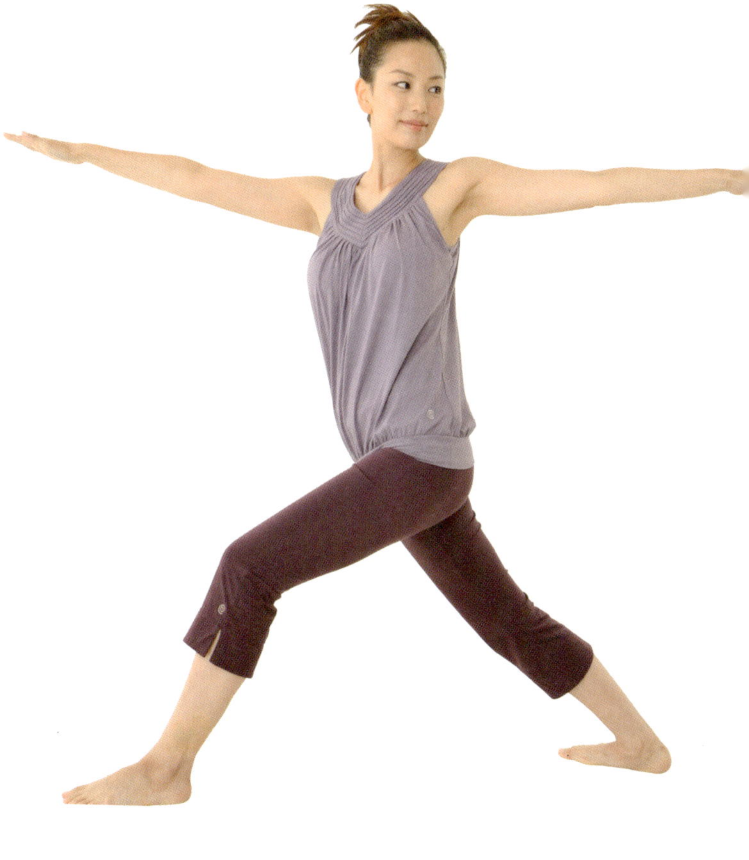

血流トラブルを
予防

高血圧
低血圧

首筋とわき腹を伸ばして血圧悪化を予防

筋肉をグッ！とストレッチ

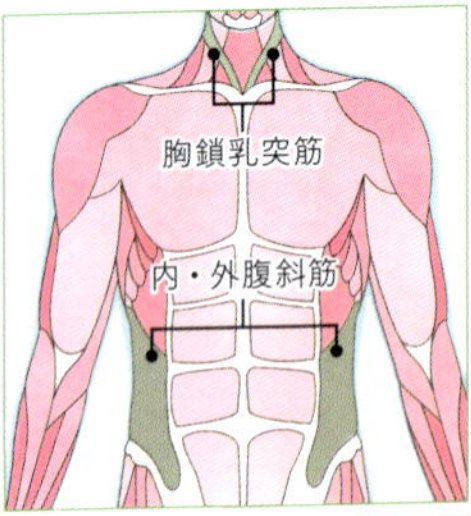

胸鎖乳突筋
内・外腹斜筋
を伸ばす

胸鎖乳突筋は首のリンパ、わき腹の表面にある外腹斜筋と深部にある内腹斜筋は、おなかのリンパを刺激する。

リンパがドバッ！と流れる

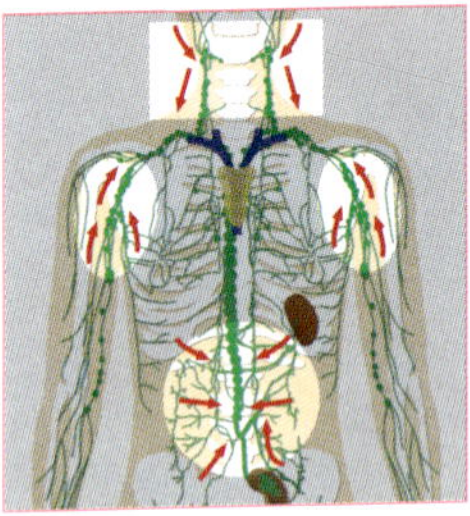

首・わきの下
おなか
のリンパが流れる

リンパが多く集まる首やわきの下、内臓周りの老廃物回収を促し、血行も改善され、高血圧や低血圧を防ぐ。

1 肩幅に足を開き首を右側に傾ける

10秒キープ 左右3セット

背筋をまっすぐにして立ち、首だけを右側にゆっくり曲げる。

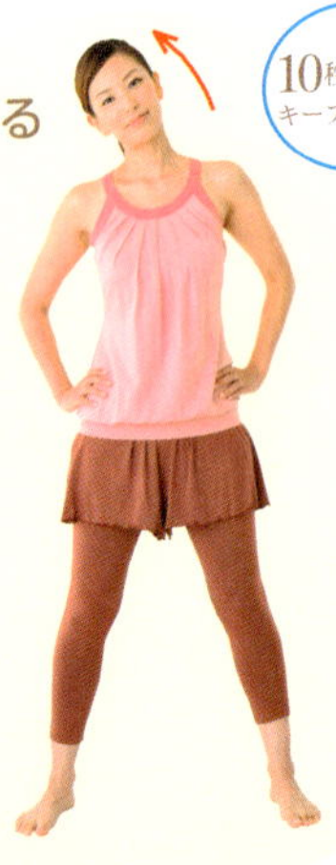

② 左腕を上に伸ばし上半身を右側に傾ける

みぞおちを中心に、ゆっくりと
上半身を右側に傾けていく。

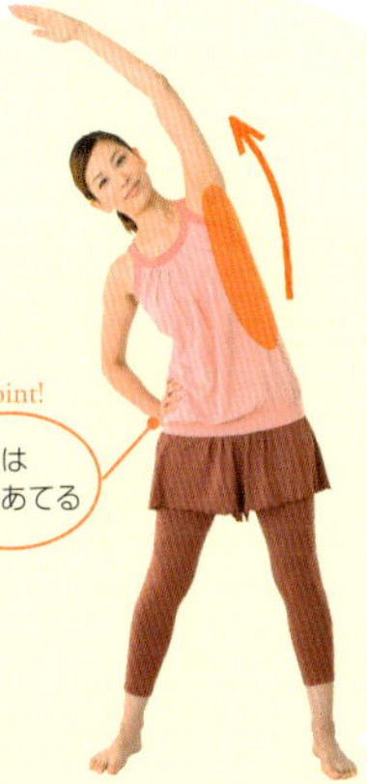

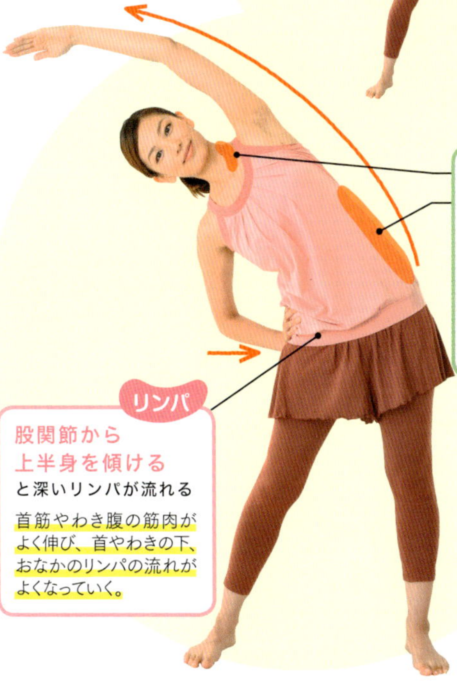

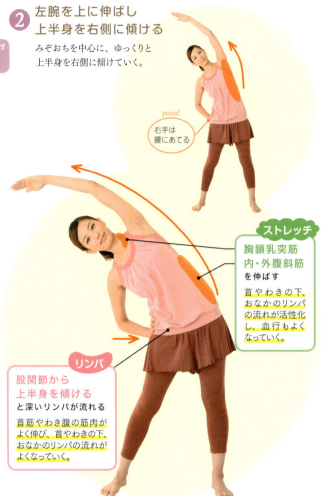

ストレッチ

胸鎖乳突筋
内・外腹斜筋
を伸ばす

首やわきの下、おなかのリンパの流れが活性化し、血行もよくなっていく。

リンパ

股関節から
上半身を傾ける
と深いリンパが流れる

首筋やわき腹の筋肉がよく伸び、首やわきの下、おなかのリンパの流れがよくなっていく。

③ 左腕を伸ばしたまま さらに上半身を右側に深く傾ける

体の側面を伸ばすことを意識して、ゆっくりと深く
傾けて 10 秒キープ。

次ページに
つづく

4 肩幅に足を開いたまま首を左側に傾ける

今度は、首だけを左側にゆっくりと曲げる。

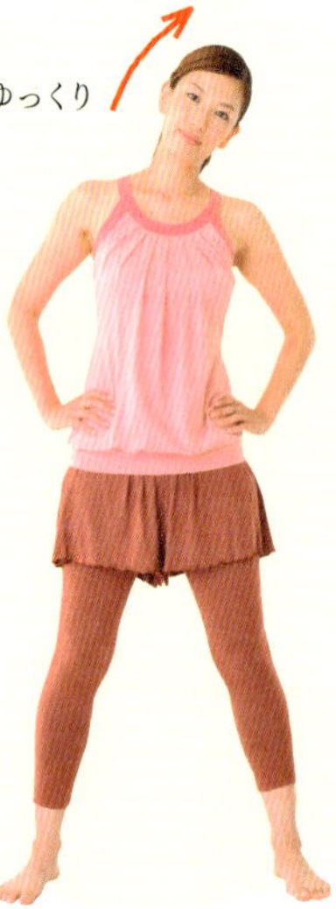

5 右腕を上に伸ばし上半身を左側に傾ける

みぞおちを中心に、ゆっくりと上半身を左側に傾けていく。

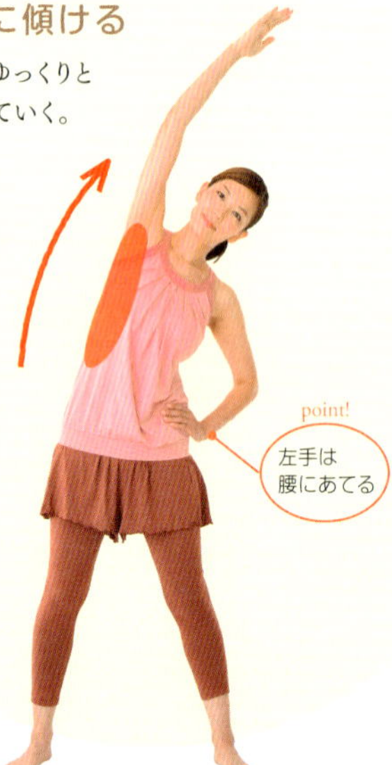

6 右腕を伸ばしたまま さらに上半身を左側に 深く傾ける

体の側面をしっかり伸ばすことを意識して、ゆっくりと深く傾けて10秒キープ。

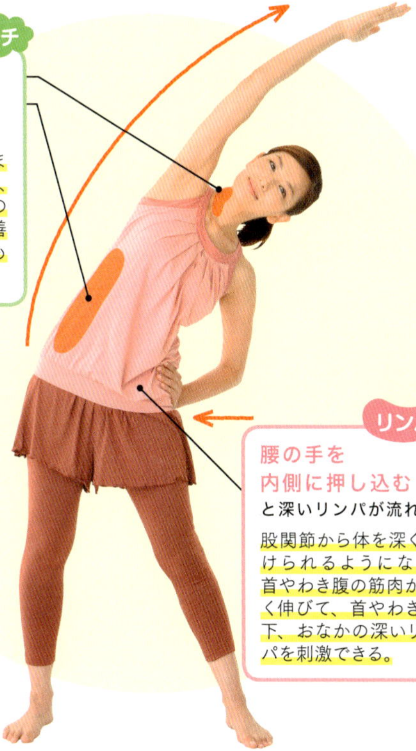

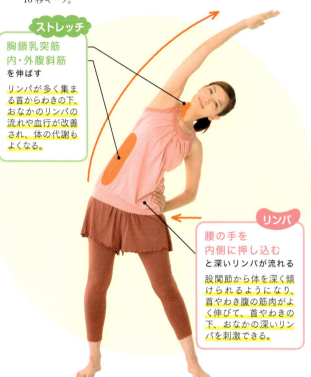

ストレッチ

胸鎖乳突筋
内・外腹斜筋
を伸ばす

リンパが多く集まる首からわきの下、おなかのリンパの流れや血行が改善され、体の代謝もよくなる。

リンパ

腰の手を
内側に押し込む
と深いリンパが流れる

股関節から体を深く傾けられるようになり、首やわき腹の筋肉がよく伸びて、首やわきの下、おなかの深いリンパを刺激できる。

column 毒出しのコツ

高血圧の原因のひとつとして、塩分過多があげられますが、血圧を上げるのは実は塩ではなく、塩化ナトリウム。この塩化ナトリウムが99%を占める精製塩ではなく、ミネラルが多く含まれる海塩などの自然塩を使うようにしましょう。

血流トラブルを予防

動脈硬化

上半身を反らして血行の悪化を防ぐ

筋肉をグッ！とストレッチ

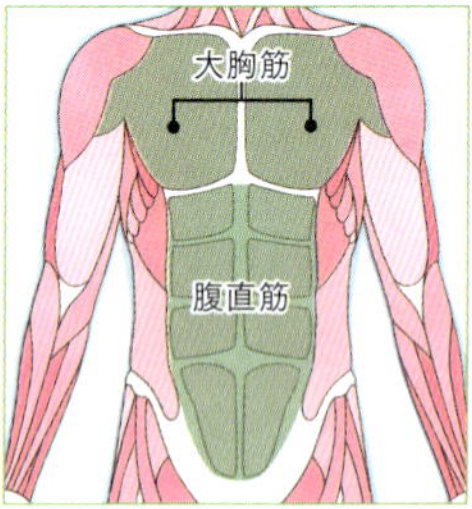

大胸筋
腹直筋
を伸ばす

胸やおなかの中心に大きく広がる筋肉をストレッチすることで、リンパのろ過機能や血行を活性化させる。

リンパがドバッ！と流れる

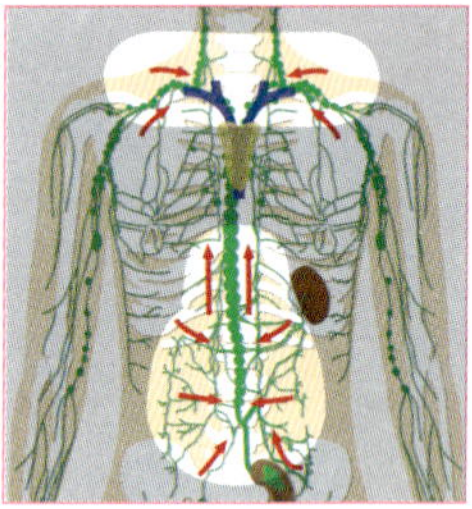

鎖骨・胸
おなか
のリンパが流れる

多くのリンパが集まり、活性化すると、内臓周りの老廃物回収を促し、血行も改善され、動脈硬化を防ぐ。

10秒キープ　5セット

1 うつ伏せになってあごを床につける

手のひらを床につけ、手足の指先をしっかりと伸ばす。

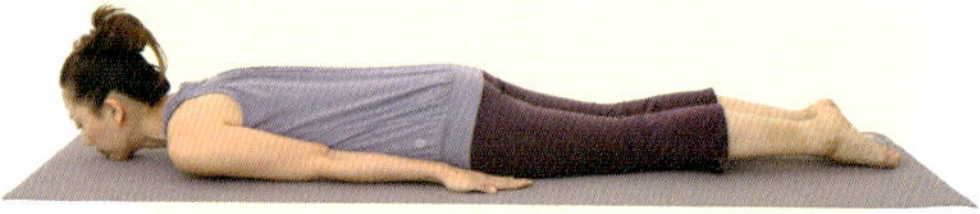

② ひじを伸ばして上半身を起こす

手のひらを胸のわきに動かし、ひじを伸ばしながら、上半身を起こす。顔は正面に向ける。

point!
肩に余分な力を入れないように注意

point!
ひじはしっかりと伸ばす

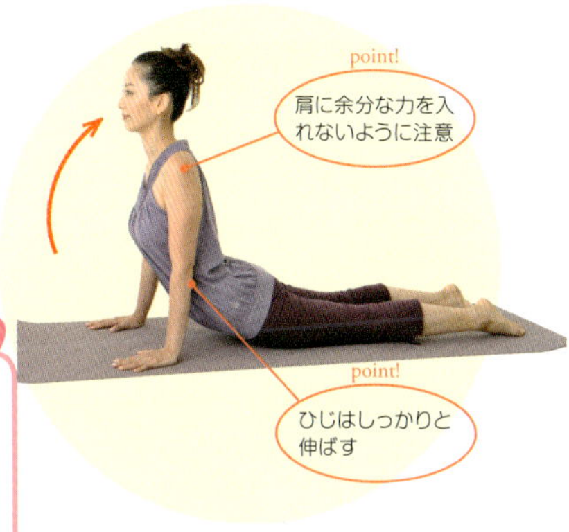

リンパ

息を吸って胸郭を広げる
と深いリンパが流れる

大胸筋や腹直筋がよく伸びるようになり、胸のリンパ節（胸管）や、おなかの深いリンパが活性化する。

ストレッチ

大胸筋
腹直筋
を伸ばす

鎖骨から胸、おなかの筋肉を伸ばすことで、胸のリンパ節（胸管）を刺激。血行も改善される。

point!
腰が浮かないように注意

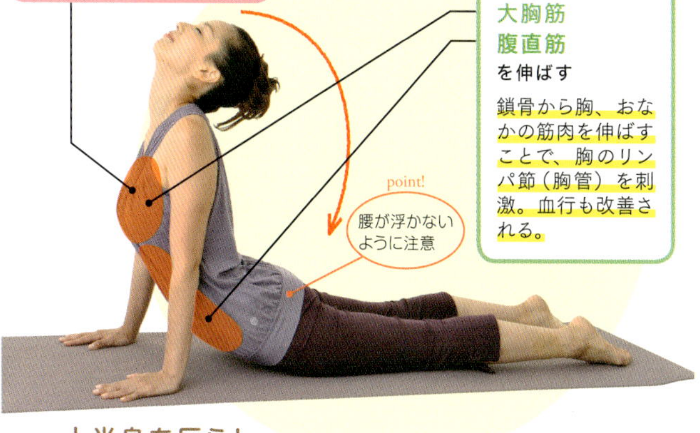

③ 上半身を反らし頭をお尻のほうに向ける

背中を反らせて胸を張り、頭をお尻のほうへ向けて10秒キープ。

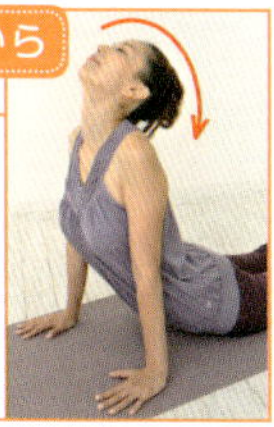

― point! ―
腰が浮いてしまう人は、両手を少し前につくようにすると◎。腰が浮かないようになったら、徐々に両手をつく場所を腰に近づけてみよう。背中を大きく反らせるようになり、その分、大胸筋や腹直筋を伸ばすことができる。

斜めから

脂肪蓄積を防止

糖尿病

体を大きくねじって糖尿病を予防

筋肉をグッ！とストレッチ

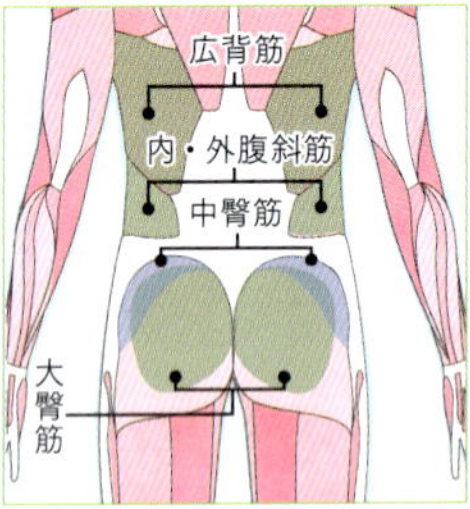

大・中臀筋
内・外腹斜筋
広背筋
を伸ばす

背中側の筋肉をストレッチすると糖の代謝が上がり、血糖値を下げることにつながる。

リンパがドバッ！と流れる

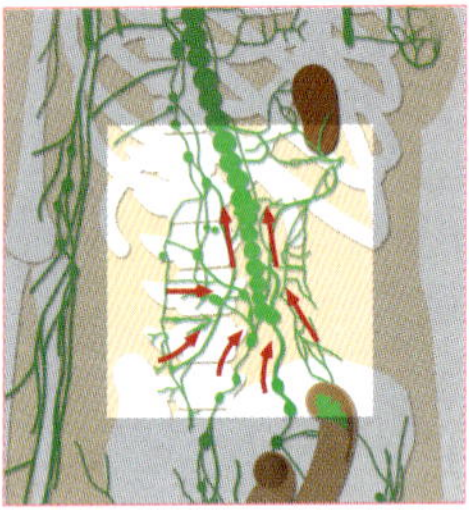

おなか
腰
のリンパが流れる

体から多くのリンパが集まっているため、活性化すると内臓周りのリンパが活発になり、血流もよくなる。

1 足を閉じて仰向けになる

10秒キープ　左右3セット

仰向けになり、手の甲を上にして、床につける。

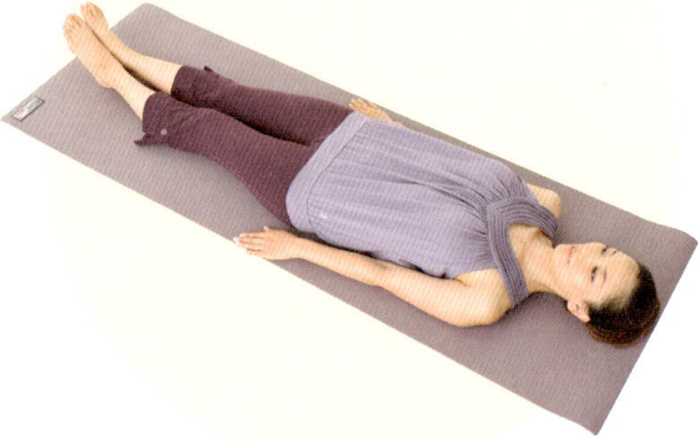

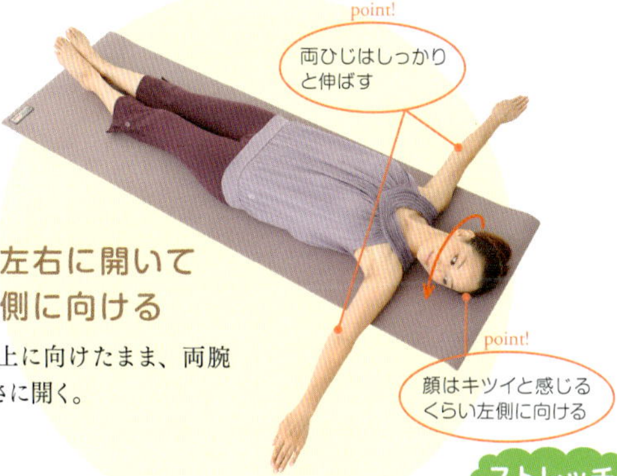
point!
両ひじはしっかりと伸ばす
point!
顔はキツイと感じるくらい左側に向ける

2 両腕を左右に開いて顔を左側に向ける

手の甲は上に向けたまま、両腕を肩の高さに開く。

3 左足を右側に倒して体をねじる

顔を左側に向けたまま、左足を右側に倒して体をねじり、10秒キープ。反対側も行う。

ストレッチ

大・中臀筋
内・外腹斜筋
広背筋
を伸ばす

体の背面から側面に広がる筋肉を刺激することで糖の代謝を効率よく上げ、広範囲のリンパの流れを促進させる。

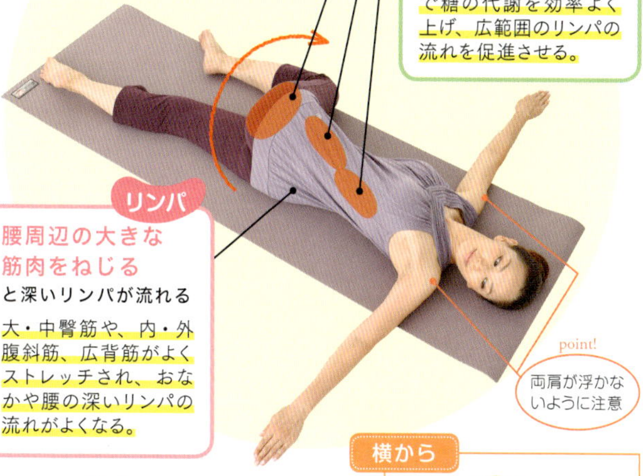

リンパ

腰周辺の大きな筋肉をねじる
と深いリンパが流れる

大・中臀筋や、内・外腹斜筋、広背筋がよくストレッチされ、おなかや腰の深いリンパの流れがよくなる。

横から

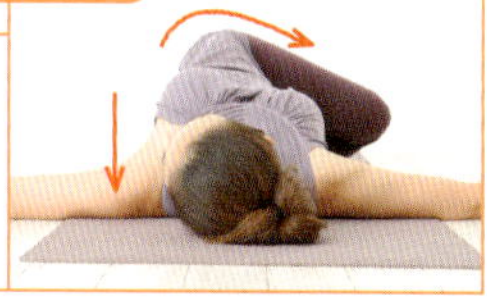

point!

両肩が床から浮いてしまうと、その分、体のねじりも小さくなり、効果が少なくなる。両肩が床から浮かないようにして、体をねじろう。

脂肪蓄積を
防止

メタボ

わき腹を大きくねじってメタボを改善

筋肉をグッ！と刺激する

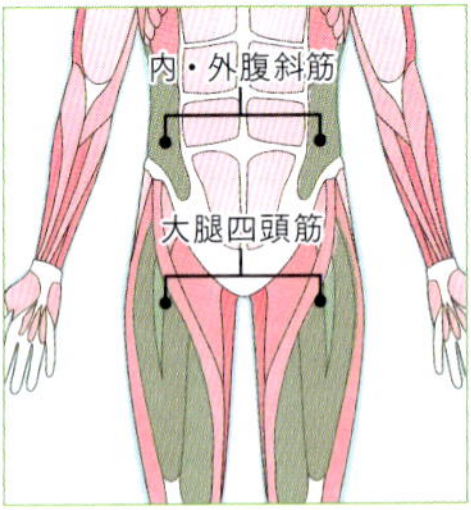

内・外腹斜筋
大腿四頭筋
を刺激する

わき腹の内・外腹斜筋、太ももの大腿四頭筋を使うことで、おなかや下半身のリンパの流れが促進される。

リンパがドバッ！と流れる

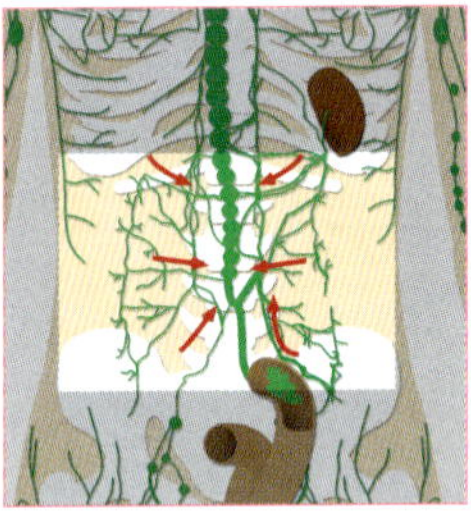

おなか
のリンパが流れる

腰や内臓、下半身から多くのリンパが集まる。おなかのリンパが活性化すると代謝が上がり、おなか周りの引き締めにもつながる。

1 おなかを引き締めてまっすぐに立つ

あごを軽く引き、背筋はまっすぐにして立つ。

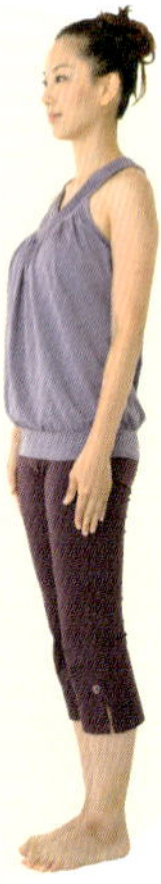

10秒キープ 左右3セット

② 左足を前に出して足を前後に開く

足はなるべく大きく開く。両腕は肩の高さに上げて伸ばす。

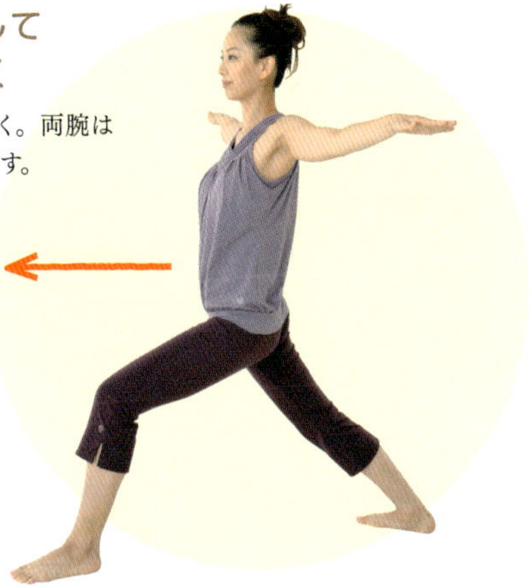

③ 上半身を左側にひねりわき腹をねじる

キツイと感じるところまでわき腹をねじって10秒キープ。反対側も同様に行う。

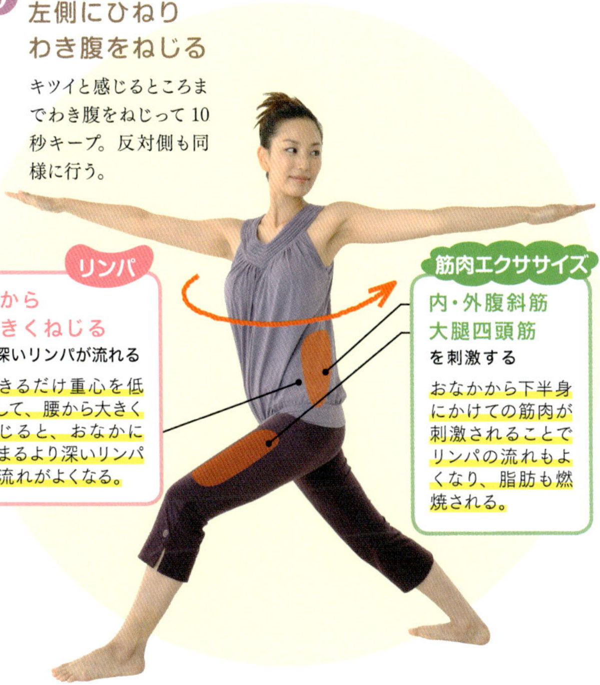

リンパ

腰から大きくねじると深いリンパが流れる

できるだけ重心を低くして、腰から大きくねじると、おなかに集まるより深いリンパの流れがよくなる。

筋肉エクササイズ

内・外腹斜筋 大腿四頭筋を刺激する

おなかから下半身にかけての筋肉が刺激されることでリンパの流れもよくなり、脂肪も燃焼される。

脂肪蓄積を
防止

肥満

立つ姿勢からひざを横に曲げて肥満を解消

筋肉をグッ！と刺激する

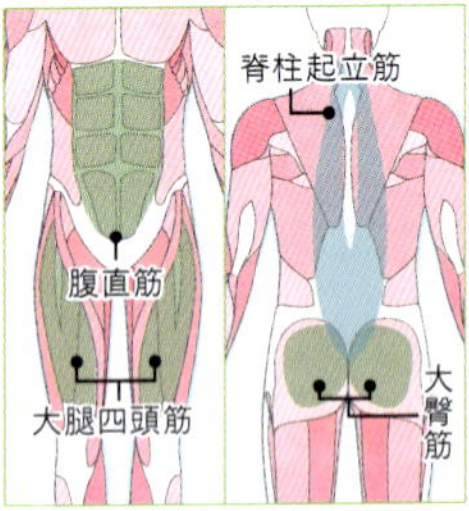

抗重力筋群
を刺激する

脊柱起立筋や腹直筋、大臀筋、大腿四頭筋など、姿勢を保ち、体幹を支える筋肉群を刺激すれば、全身のリンパが活性化する。

リンパがドバッ！と流れる

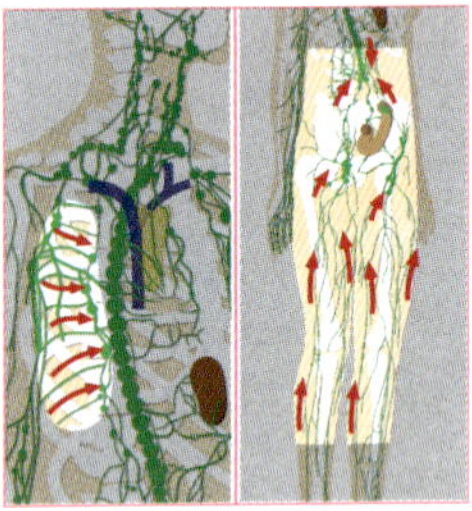

背中・おなか
下半身
のリンパが流れる

背中やおなか、下半身のリンパが流れると、体の代謝が上がり、脂肪燃焼効果がアップする。

1 両足のかかとをつけてまっすぐに立つ

壁に片手を軽くついて体を支え、両足のかかと同士をくっつけて、背筋を伸ばす。

10秒キープ 5セット

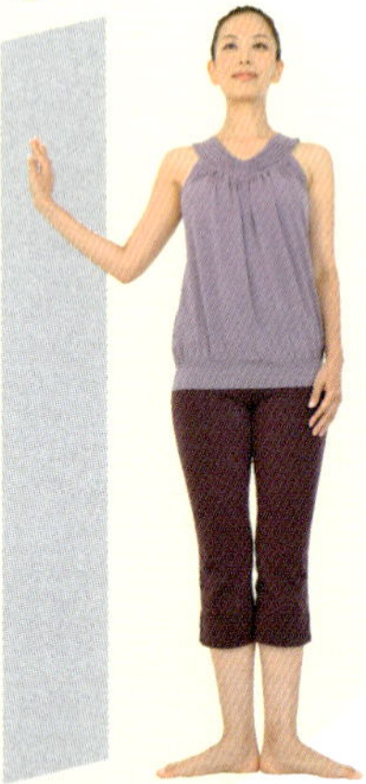

2 ひざを真横に曲げながら腰を沈めていく

3秒くらいの時間をかけて、ひざを真横にゆっくり曲げながら腰を沈めて10秒キープ。10秒たったら、3秒かけてまた1の姿勢に。

リンパ

体の大きな筋肉をゆっくり動かす
と深いリンパが流れる

腰を前に折り曲げたり、後ろに反らさないで、ゆっくりひざを曲げると、筋肉も大きく使われることになり、深いリンパも流れがよくなる。

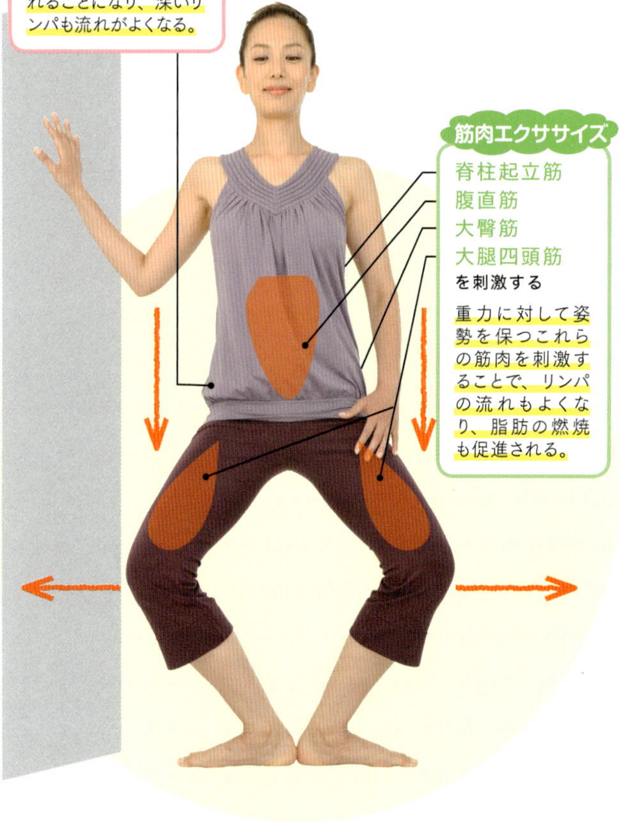

筋肉エクササイズ

脊柱起立筋
腹直筋
大臀筋
大腿四頭筋
を刺激する

重力に対して姿勢を保つこれらの筋肉を刺激することで、リンパの流れもよくなり、脂肪の燃焼も促進される。

免疫力を
アップ

風邪

胸の筋肉を伸ばして風邪を防ぐ

筋肉をグッ！とストレッチ

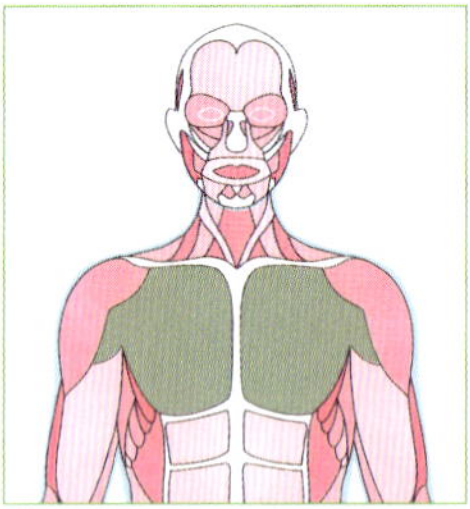

大胸筋
を伸ばす

大胸筋は胸の前面に広がる大きな筋肉で、ストレッチすると、胸管などの胸のリンパの流れが格段によくなっていく。

リンパがドバッ！と流れる

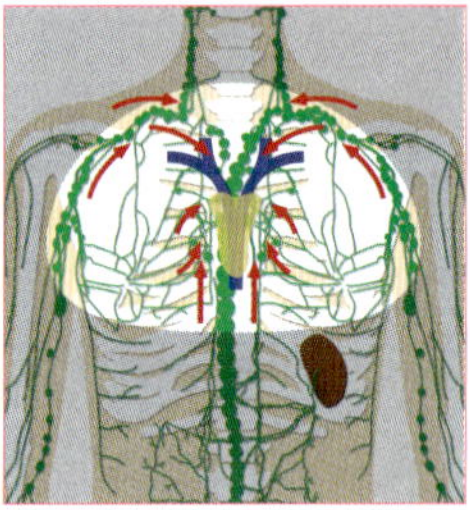

胸
鎖骨
のリンパが流れる

胸と鎖骨のリンパが活性化すると免疫機能やろ過機能がアップし、菌やウイルスから体を守り、風邪の予防に。

10秒キープ　5セット

1 背筋を伸ばして立ち両手を後ろで組んで引っ張る

リラックスして立つ。足を肩幅に開いてから、体の後ろで手を組んで下に引っ張る。

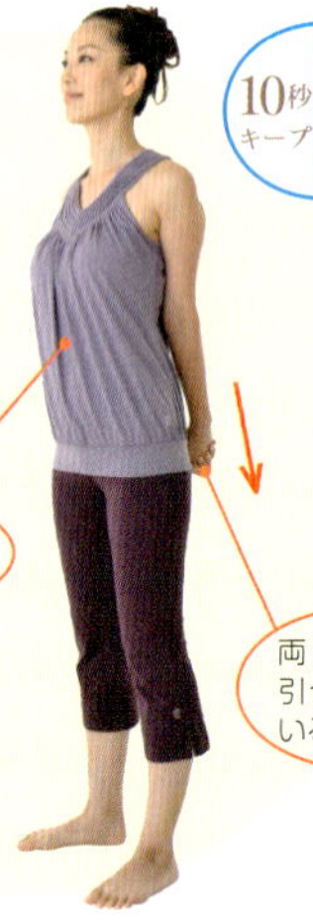

point!
体が後ろに傾かないようにして、まっすぐに立つ

point!
両手が下に引っ張られているイメージ

② 手を組んだまま胸を張る

手を組んだまま、肩甲骨を背中の中心に引き寄せるようにして胸を張り、10 秒キープ。

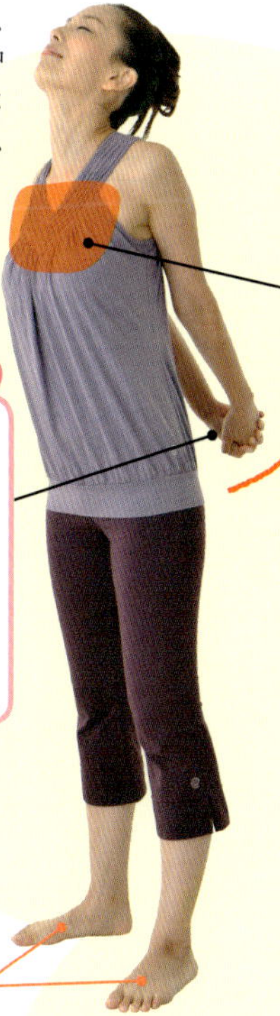

リンパ

組んだ手を引き上げると深いリンパが流れる

体の後ろで組んだ手を引き上げると、より胸の深層筋肉を刺激して、深いリンパの流れがよくなる。

ストレッチ

大胸筋を伸ばす

胸の筋肉を伸ばすことで、胸と鎖骨のリンパが流れる。その結果、リンパ節のろ過機能や免疫機能がより活性化される。

point!
両足はしっかりと固定する

③ 2の姿勢に戻りリラックス

引き上げた腕を下ろして、肩の力を抜き、背筋はまっすぐな状態でリラックスする。

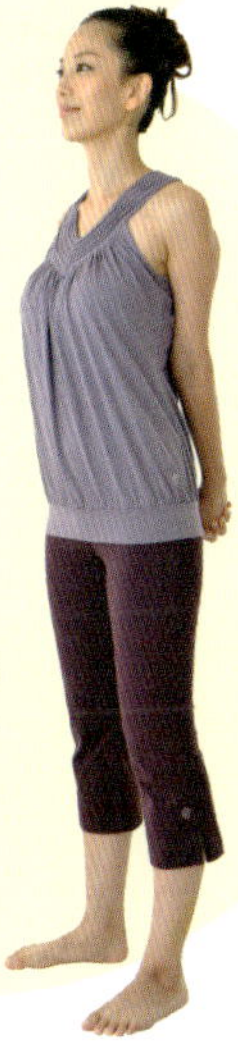

体の不調を改善

頭痛
頭の疲れ

首筋の筋肉を伸ばして頭の痛みや疲れを解消

筋肉をグッ！とストレッチ

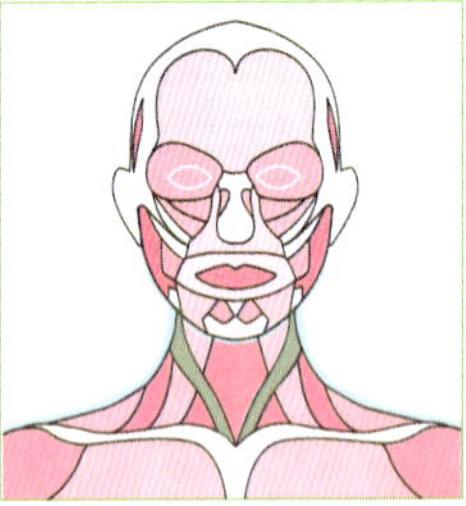

胸鎖乳突筋を伸ばす

耳の後ろから鎖骨を結ぶ筋肉で、ストレッチすると、鎖骨下にあるリンパ本幹へのリンパの流れがよくなり、老廃物の回収もアップする。

リンパがドバッ！と流れる

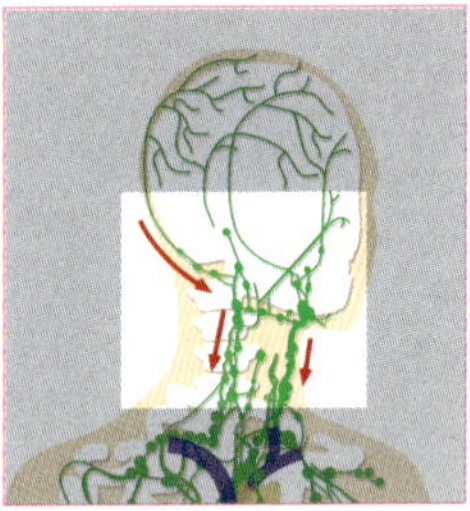

頭・首のリンパが流れる

首には多くのリンパ節がある。流れがよくなると老廃物が多く排出され、血液も酸素を運びやすくなり、頭痛や頭の疲れを解消する。

3セット

1 正座した状態から両腕を床につける

正座して、両腕を床につけてまっすぐ伸ばし、額を床につける。

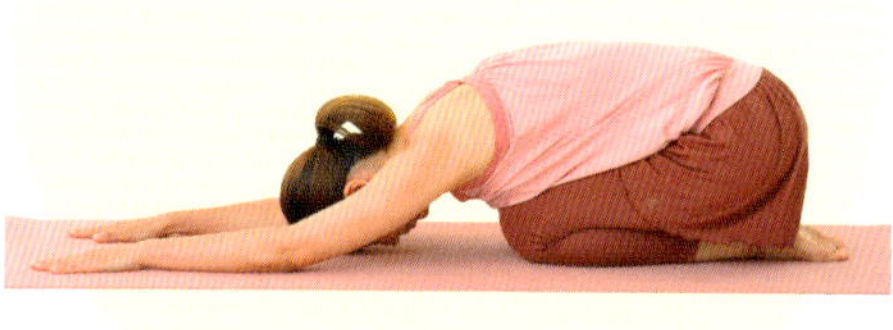

2 ひじを曲げて 手を顔の横に引き寄せる

正座した状態のまま、ひじを曲げて手を顔の横にもってくる。

point!
背筋はまっすぐな状態で

point!
額は床につけた状態のままで

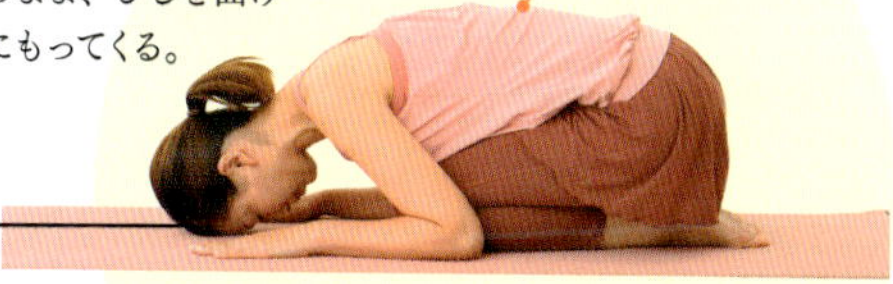

3 お尻を上げて 頭を前後左右に回す

お尻を上げながら、頭頂部に軽く体重をかけ、頭をゆっくり前後左右に動かしながら回す。

ストレッチ

胸鎖乳突筋を伸ばす

胸鎖乳突筋をほぐすことで、首のリンパを活性化。頭から流れてきたリンパ液を、鎖骨下にあるリンパ本幹へ滞りなく流す。

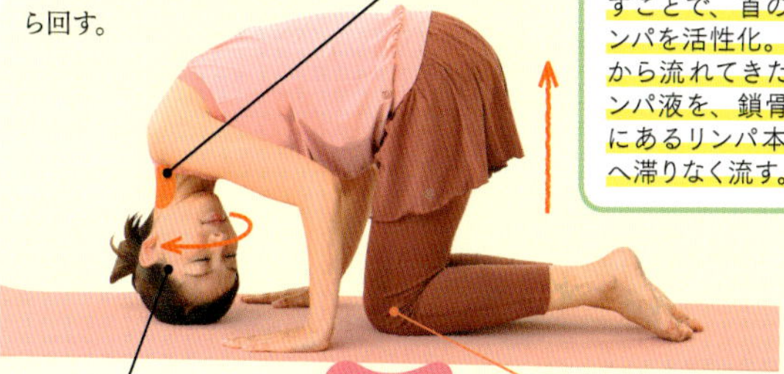

リンパ

頭頂部を垂直にして頭を回すと深いリンパが流れる

頭頂部を床に対して垂直にして頭を回すと、首筋の筋肉がよくストレッチされるので、首のリンパもよく流れるようになる。

point!
ひざが約90度に曲がる高さまでお尻を上げる

4 お尻を下げ 握りこぶしの上に 額を置く

お尻をかかとの上に戻し、体の前に握りこぶしを2つ重ね、その上に額を置いて首を安定させる。血流が安定してから頭を上げる。

point!
首筋が水平に近い高さになるように額をこぶしの上に置く

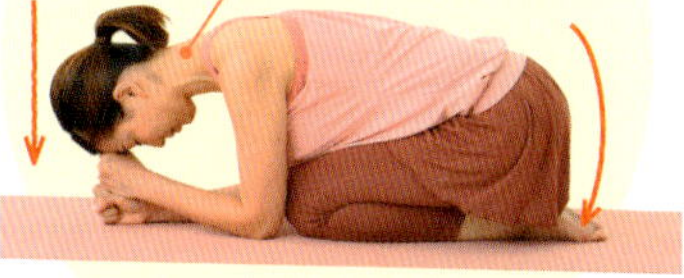

尿
トラブル

そけい部周辺の筋肉を強化して症状を改善

筋肉をグッ！とストレッチ

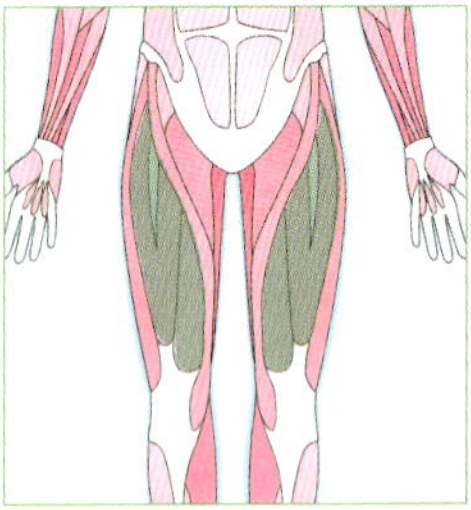

大腿四頭筋
を伸ばす

太ももをストレッチすることで、太ももやそけい部のリンパが活性化し、筋力も強化されるので、尿トラブルを改善できる。

リンパがドバッ！と流れる

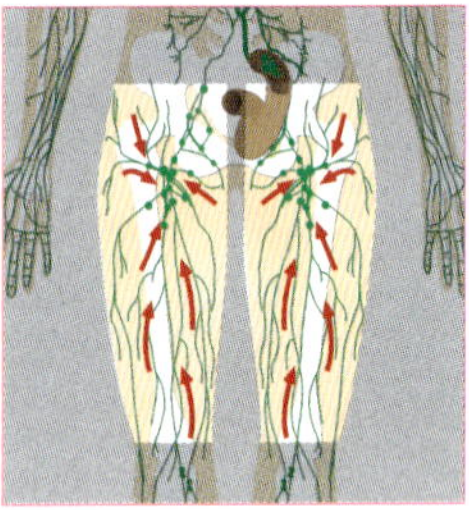

そけい部
太もも
のリンパが流れる

そけい部に多くのリンパ節があり、活性化すると老廃物が多く排出され、膀胱炎や頻尿などのトラブルも改善。

10秒キープ　左右5セット

1 左ひざを立て右ひざを床につける

左ひざを立てて右ひざを床につけ、足はなるべく広く前後に開く。肩や腕は力を抜く。

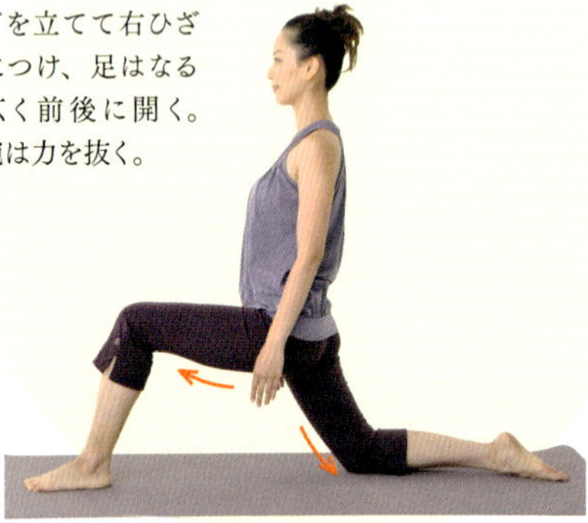

2 左ひざを立てたまま両手を左ひざの上に置く

足を前後に開いたまま、両手を左ひざの上に置く。

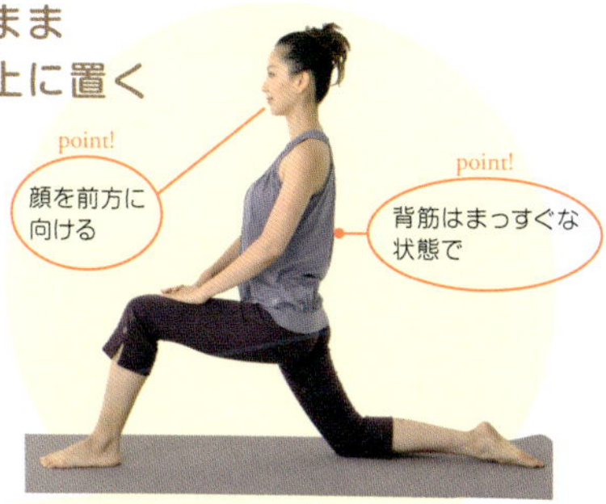
point!
顔を前方に向ける
point!
背筋はまっすぐな状態で

3 腰を落とし太ももを伸ばす

そけい部から太ももまでを伸ばすようにして腰を落とす。10 秒キープ。

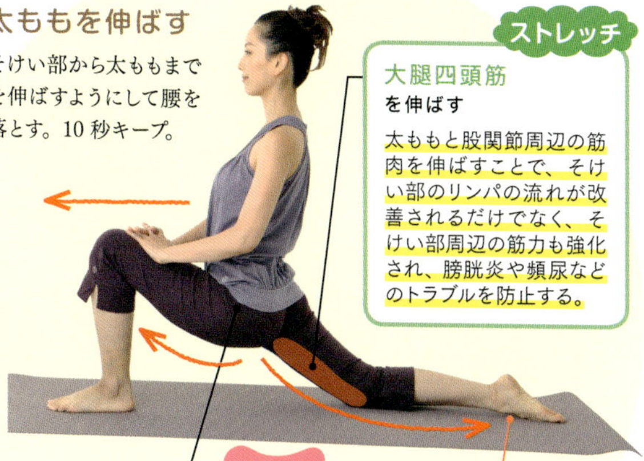
point!
足の甲を床につけたまま腰を落とす

ストレッチ

大腿四頭筋
を伸ばす

太ももと股関節周辺の筋肉を伸ばすことで、そけい部のリンパの流れが改善されるだけでなく、そけい部周辺の筋力も強化され、膀胱炎や頻尿などのトラブルを防止する。

リンパ

体重を徐々に前にかける
と深いリンパが流れる

腰を落とすだけでも効果はあるが、さらに体重を前にかけると、そけい部や太ももの深いリンパがより活性化する。

4 1の姿勢に戻りリラックス

背筋を伸ばしたまま、1の姿勢に戻り、力を抜く。反対側も同じように行う。

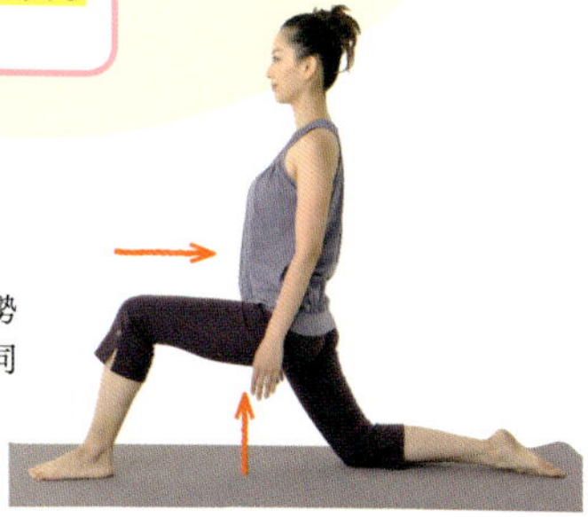

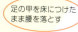

体の不調を
改善

花粉症
アレルギー

背中、胸、おなかを伸ばして症状を軽減

筋肉をグッ！とストレッチ

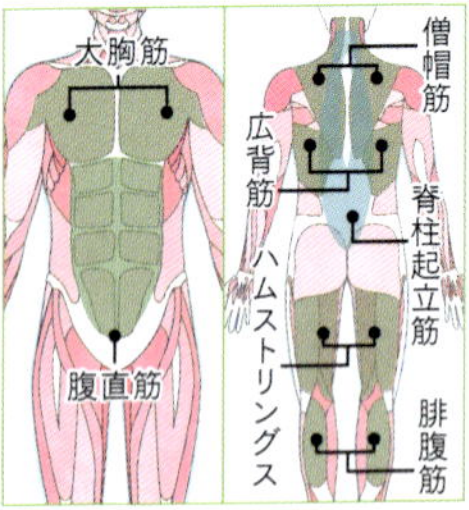

上半身の筋肉
下半身の筋肉
を伸ばす

全身の筋肉を動かすことになるので、自律神経を刺激して正常化させ、リンパ節の働きも活性化していく。

リンパがドバッ！と流れる

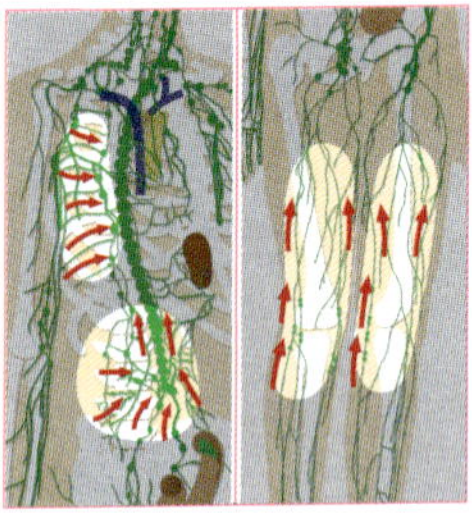

背中・腰
おなか
太もも・ひざ裏
のリンパが流れる

体の重要なリンパ節が刺激されて免疫機能が上がるので、アレルギー症状が緩和する。

10秒キープ　3セット

1 まっすぐに立って首を前に傾ける

背筋をまっすぐにして立ち、首だけを前方にゆっくり曲げる。

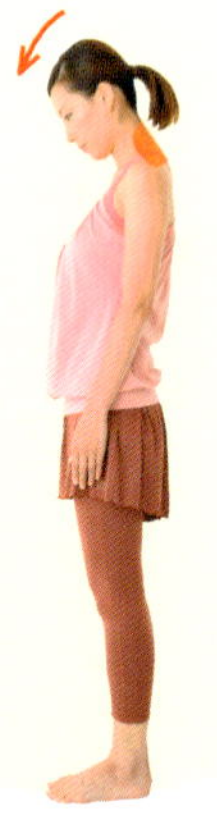

2 背中を深く曲げ背中の筋肉を伸ばす

みぞおちを折り曲げるようにして、ゆっくりと背中を深く曲げていく。

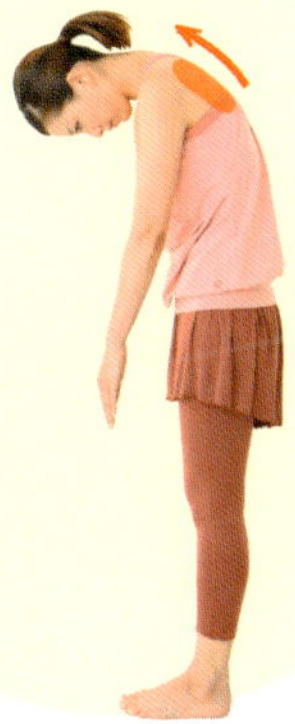

3 深く前に前屈して腰をしっかりと伸ばす

首や背中の筋肉を伸ばしたまま、深く前にかがみ、腰を伸ばして10秒キープ。

リンパ

股関節から上半身を前屈させると深いリンパが流れる

背中や腰、太もも、ふくらはぎの筋肉が一気によく伸び、体の背面のリンパの流れがよくなることで免疫力がアップする。

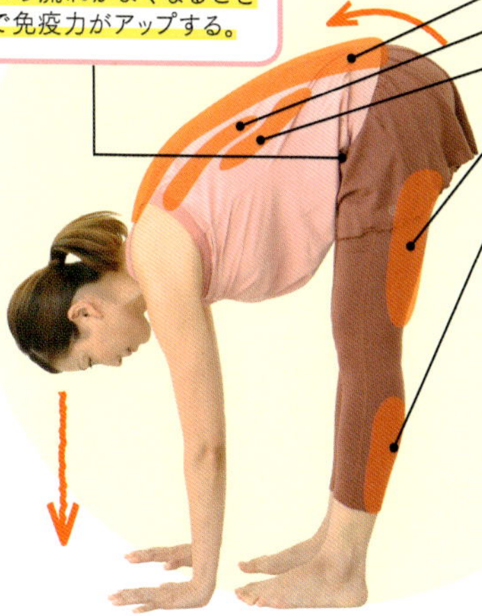

ストレッチ

脊柱起立筋
僧帽筋
広背筋
ハムストリングス
腓腹筋
を伸ばす

背中、腰、太もも、ふくらはぎの筋肉を伸ばすことで、全身のリンパを促進。リンパの流れが整い、乱れ気味の自律神経も正常に働く。

NG

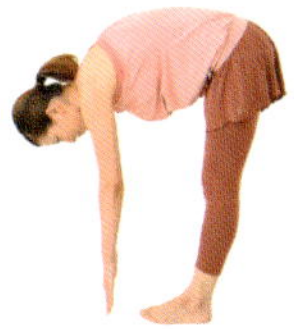

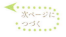

point!
股関節から前屈しないと、効果は少ない。

次ページにつづく

4 手を腰にあて 首を後方に反らせる

今度は、首だけを後方に反らせる。背筋はまっすぐな状態で。

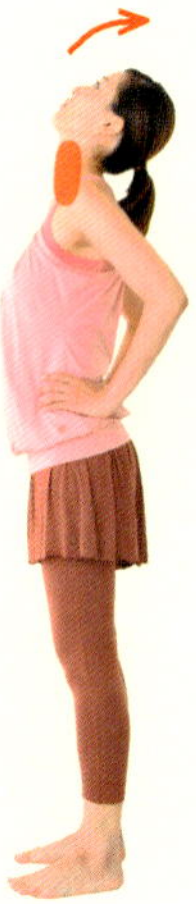

5 胸を後方に反らせて 胸の筋肉を伸ばす

首は反らせたまま、胸の筋肉を開くイメージで、ゆっくりと胸を反らせる。

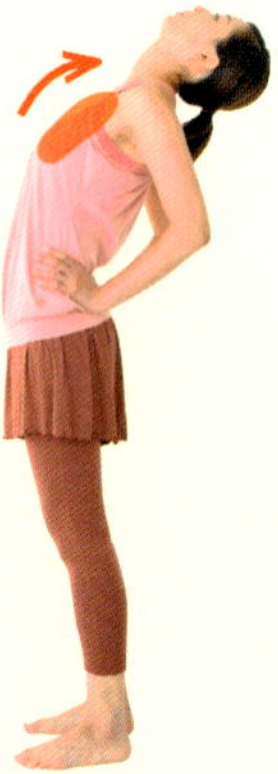

6 両手で腰を押すようにして上半身全体を反らせる

首や胸を反らせた状態のまま、ゆっくりとおなかの筋肉を伸ばして10秒キープ。

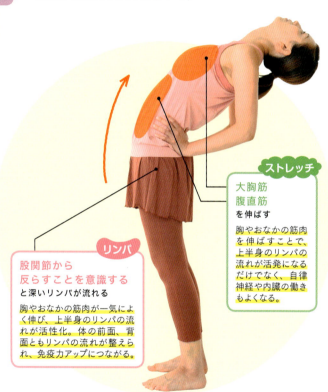

ストレッチ

大胸筋
腹直筋
を伸ばす

胸やおなかの筋肉を伸ばすことで、上半身のリンパの流れが活発になるだけでなく、自律神経や内臓の働きもよくなる。

リンパ

股関節から反らすことを意識する
と深いリンパが流れる

胸やおなかの筋肉が一気によく伸び、上半身のリンパの流れが活性化。体の前面、背面ともリンパの流れが整えられ、免疫力アップにつながる。

column 毒出しのコツ

花粉症やアレルギーに効果的といわれているのが、コアラが大好きなユーカリ。ティッシュペーパーにユーカリの精油をたらし、香りをかいだり、精油を希釈してスプレーにして使用するなど、試してみるのもいいでしょう。

痛風

ふくらはぎの筋肉を刺激して痛風を改善

筋肉をグッ！と刺激する

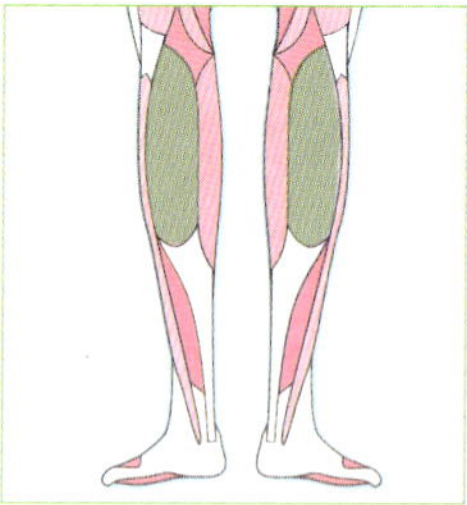

腓腹筋
を刺激する

ふくらはぎの筋肉を刺激すると、ひざ下にたまりがちなリンパ液、血液の流れが改善されていき、足がスッキリする。

リンパがドバッ！と流れる

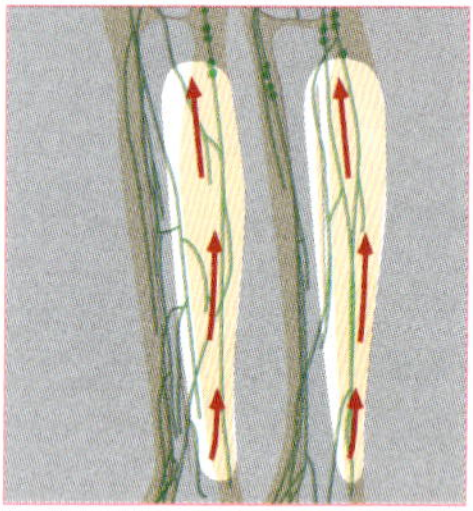

ふくらはぎ
のリンパが流れる

余計な水分がたまりやすい部分。リンパが活性化すれば浄化機能もアップし、痛風の原因となる余分な尿酸も排出される。

1 かかとを床につけて椅子に座る

両手をひざの上に置き、椅子に座る。背筋は伸ばした状態で。

10回

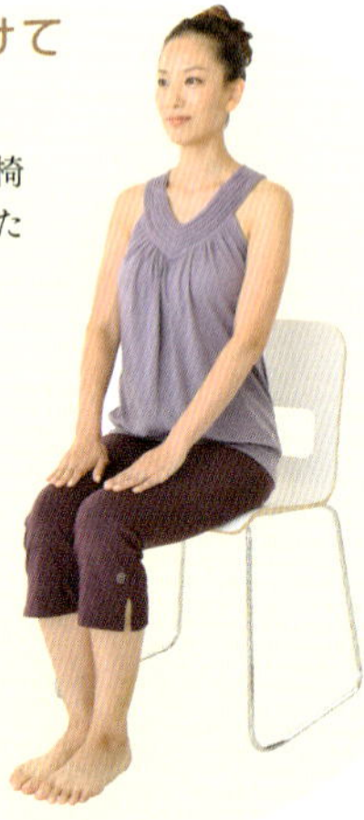

2 ひざに負荷をかけながらかかとを上げ下げする

両手でひざに負荷をかけながら、両足のかかとを上げ下げ。1回1秒のリズムで10回繰り返す。

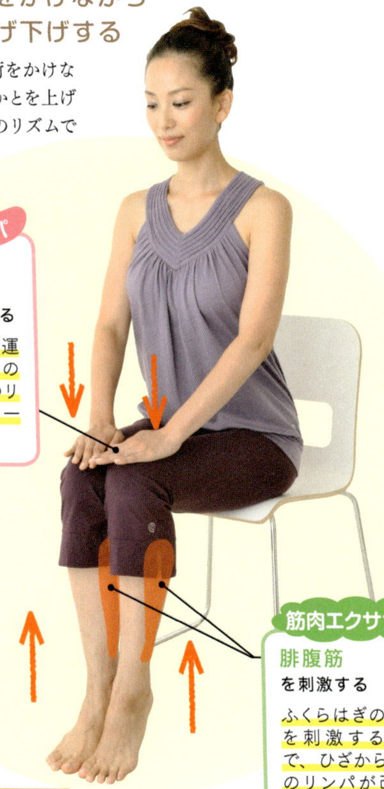

リンパ

手でひざに負荷をかけると深いリンパが流れる

ふくらはぎの筋肉を運動させることになるので、ひざから足先のリンパの流れが、より一層スムーズになる。

筋肉エクササイズ

腓腹筋を刺激する

ふくらはぎの筋肉を刺激することで、ひざから足先のリンパが改善。リンパの流れとともに、血流も促進される。

横から

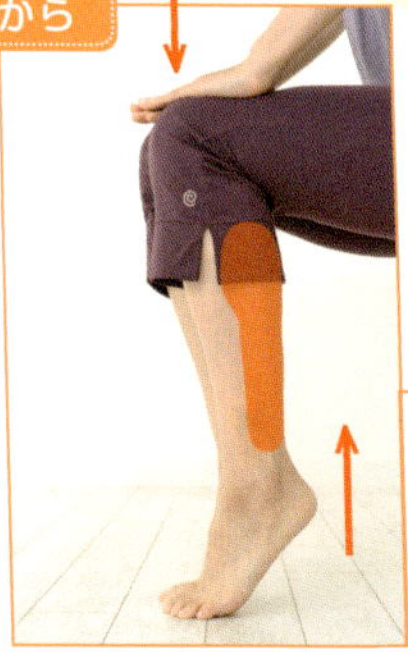

point!

指先を動かさないでかかとを上げ下げする。ひざに重い荷物などを置いて行ってもOK。

part 3

症状別 1分プログラム

不調や疲れをスッキリ

リンパストレッチでリンパの流れを活発にすると、不調や疲れの原因となる老廃物、疲労物質の回収が早くなります。頭のてっぺんから手足の先まで、どんどん不要なものを回収しましょう。内臓機能や体の代謝もアップし、不調や疲れのない、スッキリとした体になります。

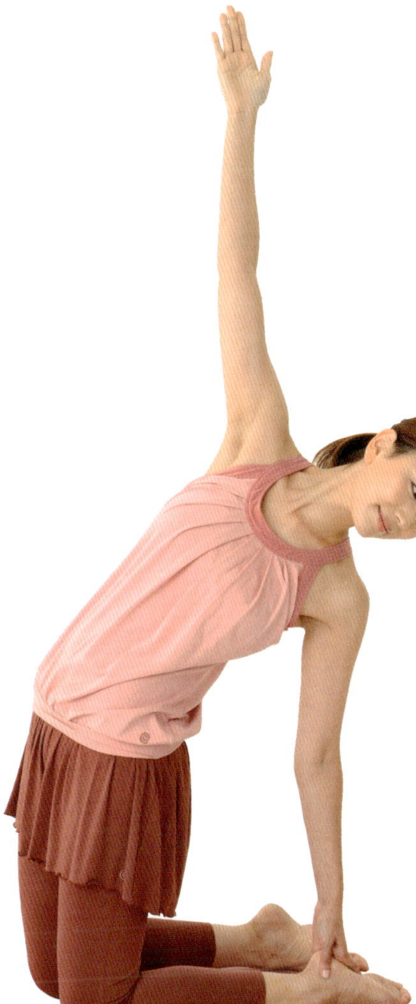

全身のだるさ

体の側面を伸ばしてだるさを改善

筋肉をグッ！とストレッチ

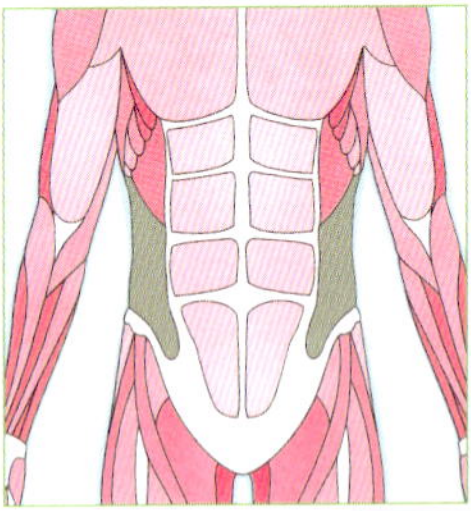

外腹斜筋
内腹斜筋
を伸ばす

表面にある外腹斜筋と、深部にある内腹斜筋を伸ばすと、副交感神経が働き、体全体がスッキリする。

リンパがドバッ！と流れる

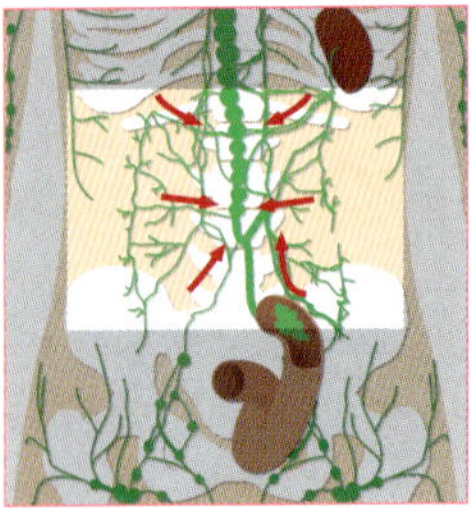

おなか
のリンパが流れる

腰や下半身からのリンパの流れがよくなることで、内臓の働きが活発になり、代謝も上がるので、体のだるさも解消されていく。

1 仰向けになって上下に体を伸ばす

10秒キープ　左右3セット

手先から足先までまっすぐになって、上下に引っ張られるイメージで伸ばす。

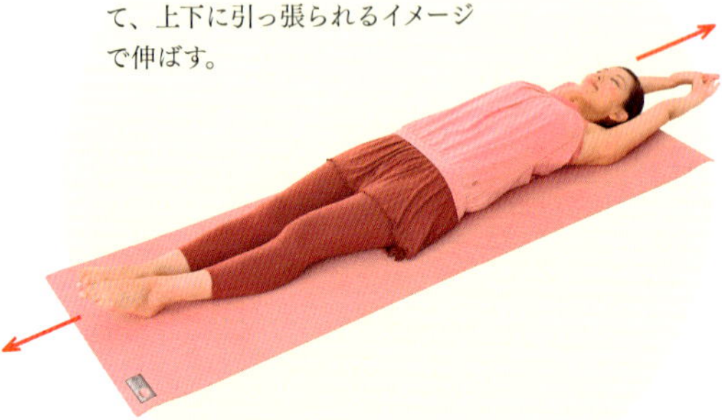

❷ 左側の体側を曲げて 右のわき腹を伸ばす

弓がしなるように左側の体側を曲げて 10 秒キープ。反対側も行う。

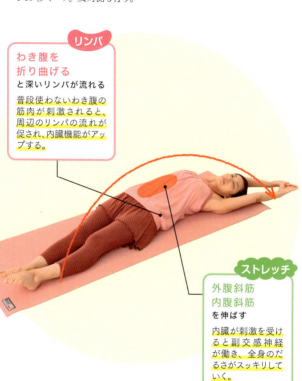

リンパ

わき腹を 折り曲げる と深いリンパが流れる

普段使わないわき腹の筋肉が刺激されると、周辺のリンパの流れが促され、内臓機能がアップする。

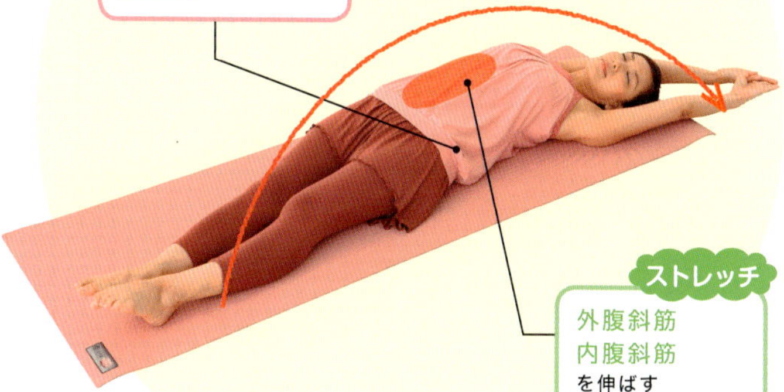

ストレッチ

外腹斜筋 内腹斜筋 を伸ばす

内臓が刺激を受けると副交感神経が働き、全身のだるさがスッキリしていく。

column 毒出しのコツ

全身のだるさの原因は、体ではなく「脳」にあるかもしれません。そんなときはカラオケで思いっきり歌ったり、ジェットコースターに乗って大声を出したり、全速力で走ったりするのがおすすめ。脳内ホルモン・ドーパミンの働きでスッキリします。

目の疲れ

首筋をほぐして疲れを解消する

筋肉をグッ！とストレッチ

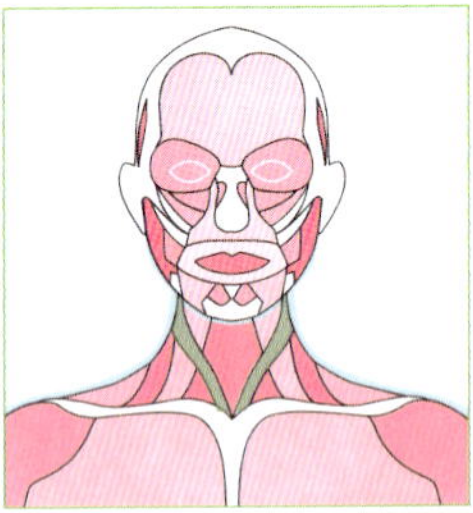

胸鎖乳突筋
を伸ばす

耳の下から鎖骨をつなぐ胸鎖乳突筋がこわばると、顔や首のリンパは滞る。ストレッチでリンパを活発にすれば、目の疲れが改善する。

リンパがドバッ！と流れる

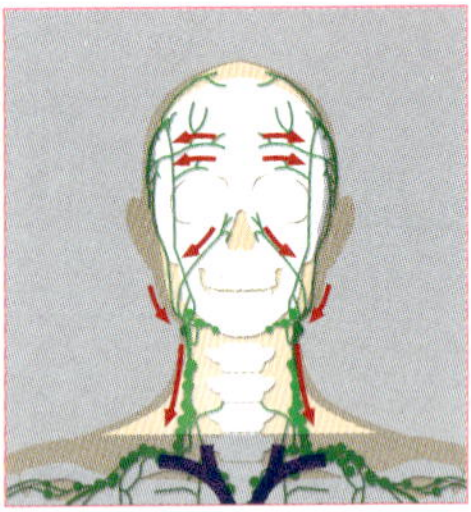

顔・首
のリンパが流れる

顔や首のリンパがよく流れると、リンパが老廃物を回収し、血液も酸素を運びやすくなるので、目のかすみや充血を解消できる。

10秒キープ　左右5セット

1 正座してから足を崩し横座りする

肩の力を抜いて左に足を出して横座りする。背筋は伸ばした状態で。

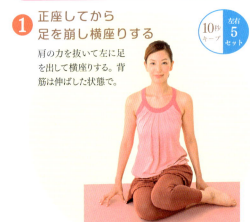

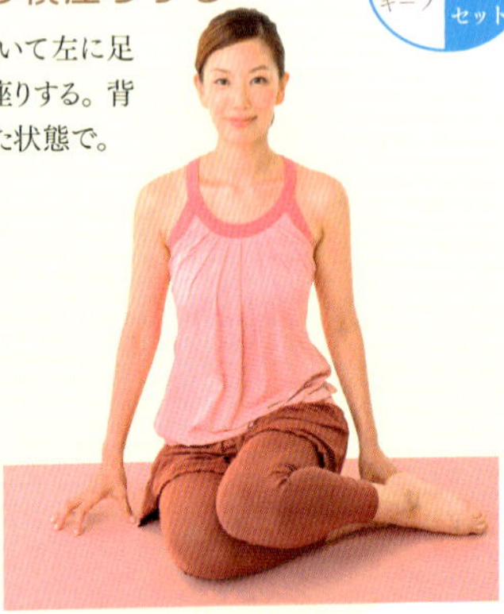

② 左手で右ひじを持ち右ひじを固定する

右ひじを左手で軽く持つ。両肩は左右どちらかに傾かないように。

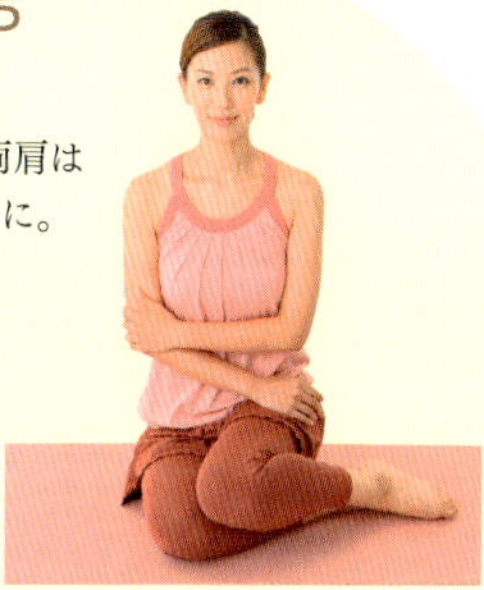

③ 首を左側に倒しながら左手で右腕を下に引く

首を左横に倒しつつ、右腕を下にゆっくりと引っ張って首筋を伸ばし、10 秒キープ。反対側も行う。

リンパ

ひじを持って腕を下に引っ張る
と深いリンパが流れる

右ひじを持って右腕を引っ張ることで、胸鎖乳突筋がよく伸びて深いリンパも流れ、リンパが疲労物質を回収していく。

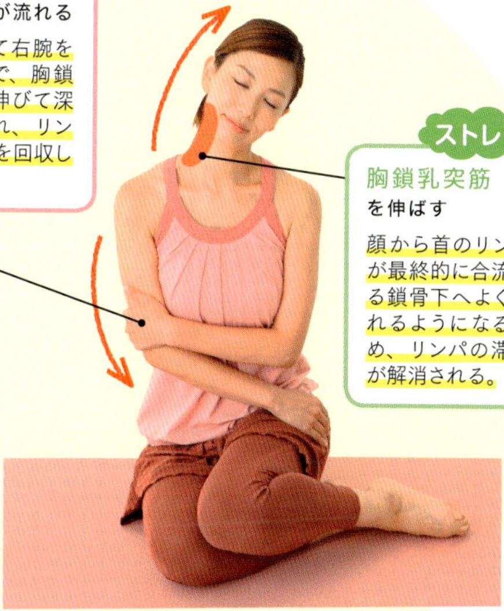

ストレッチ

胸鎖乳突筋
を伸ばす

顔から首のリンパが最終的に合流する鎖骨下へよく流れるようになるため、リンパの滞りが解消される。

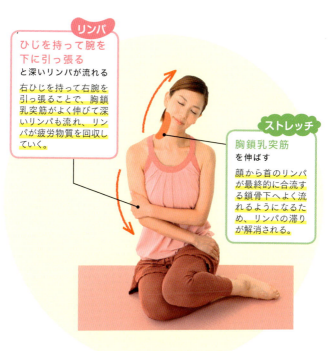

足の疲れ むくみ

ふくらはぎを伸ばして疲れやむくみを解消

筋肉をグッ！とストレッチ

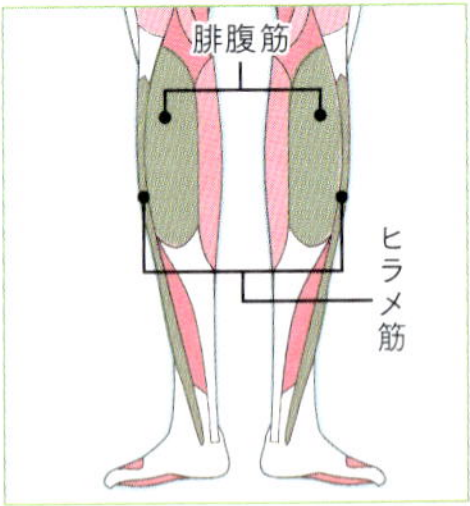

腓腹筋
ヒラメ筋
を伸ばす

ふくらはぎにある筋肉がストレッチされることで、足にたまりがちなリンパ液を流し、血流も促していく。

リンパがドバッ！と流れる

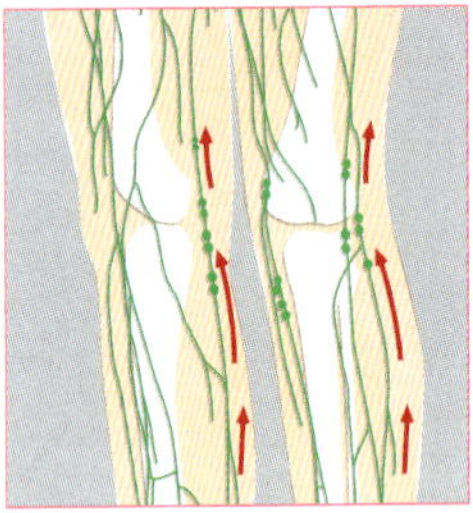

ひざ裏
のリンパが流れる

ひざ裏には多くのリンパ節があるので、足全体のリンパの流れや血行がよくなると、足の疲れやむくみ、冷えなどを解消していく。

10秒キープ
左右5セット

1 背筋をまっすぐにして立つ

顔は正面を向いて、肩の力を抜いて立つ。

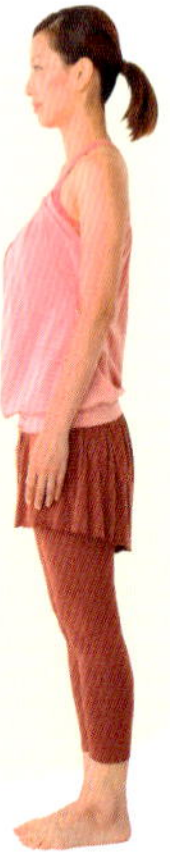

2 手を後ろに組み右足を前に出す

体の後ろで手を組み、右足を前に出して足を前後に開く。

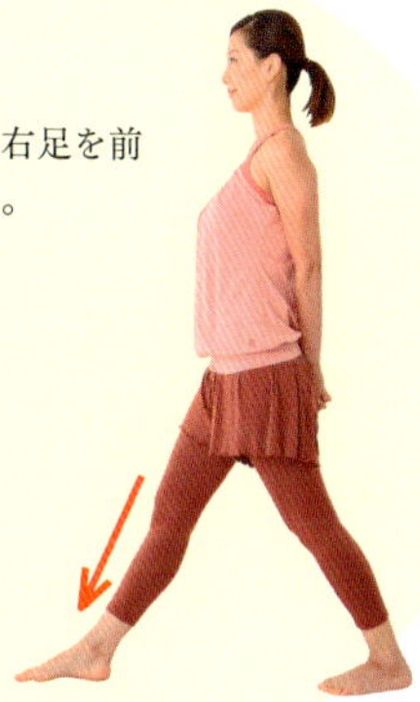

3 右足のひざを曲げ背中を反らせる

右ひざを曲げ、重心を真下にかけながら背中を反らせて、10 秒キープ。反対側も同様に行う。

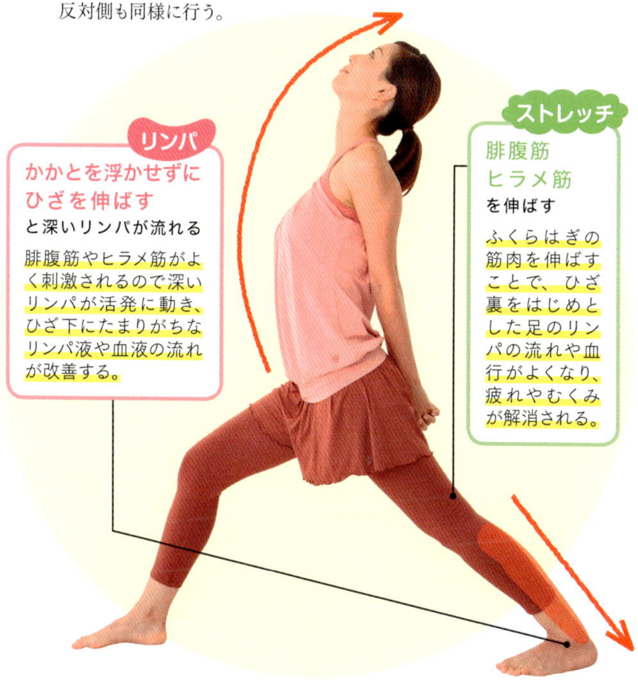

リンパ

かかとを浮かせずにひざを伸ばす
と深いリンパが流れる

腓腹筋やヒラメ筋がよく刺激されるので深いリンパが活発に動き、ひざ下にたまりがちなリンパ液や血液の流れが改善する。

ストレッチ

腓腹筋
ヒラメ筋
を伸ばす

ふくらはぎの筋肉を伸ばすことで、ひざ裏をはじめとした足のリンパの流れや血行がよくなり、疲れやむくみが解消される。

こり・痛みを
スッキリ

首のこり

首や肩の筋肉をほぐしてこりを改善

筋肉をグッ！とストレッチ

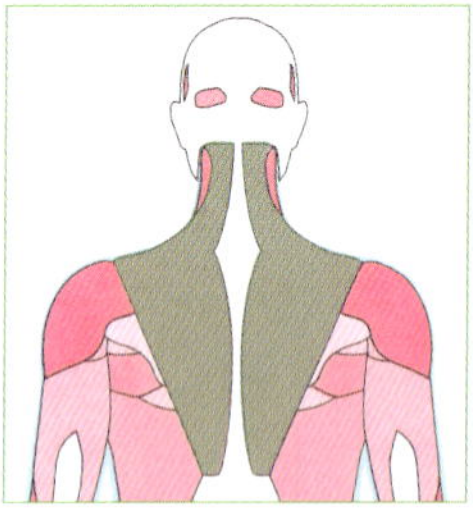

僧帽筋
を伸ばす

首から背中にかけて大きく広がる筋肉をストレッチし、硬直した筋肉をほぐして首の疲れをとる。リンパの流れも活発になる。

リンパがドバッ！と流れる

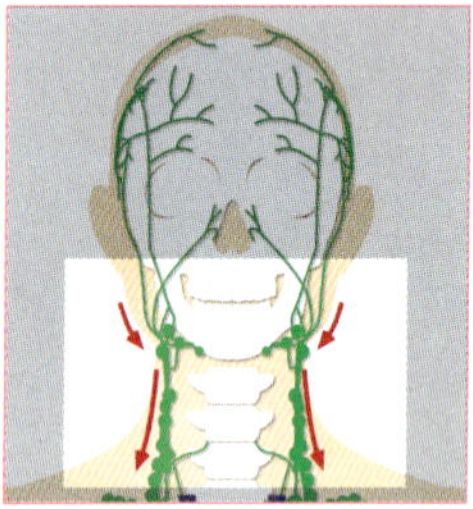

首
のリンパが流れる

左右に１本ずつリンパ本幹がある。リンパの流れがスムーズになって多くの老廃物が回収され、首のこりもなくなって軽やかになる。

1 足を肩幅に広げてまっすぐに立つ

足を肩幅に広げて、背筋をまっすぐにして立つ。

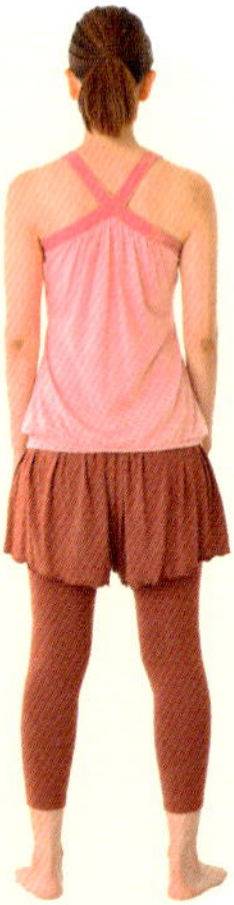

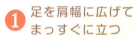

10秒キープ 左右5セット

② 右ひじを曲げて腰にあてる

右腕を体の後ろにもっていってひじを軽く曲げ、腰にあてて固定する。

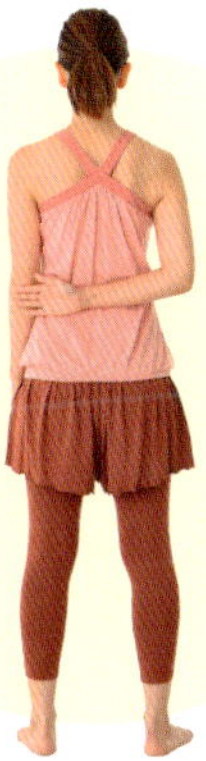

③ 左手を頭頂部に置き頭を斜め前に倒す

頭頂部に左手を置き、ゆっくり頭を前に倒して 10 秒キープ。左右両方とも行う。

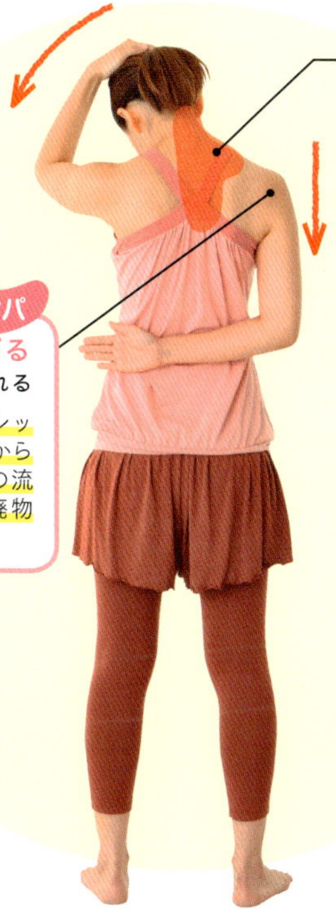

ストレッチ

僧帽筋を伸ばす

首から背中の筋肉を伸ばすことで、リンパの流れがよくなるだけでなく、こり固まった筋肉もほぐし、首のこりを解消していく。

リンパ

さらに肩を下げると深いリンパが流れる

僧帽筋がよくストレッチされ、首の後部から背中の深いリンパの流れがよくなって老廃物が回収されていく。

こり・痛みをスッキリ

背中のこり・痛み

背中全体を丸めてこりや痛みを解消

筋肉をグッ！とストレッチ

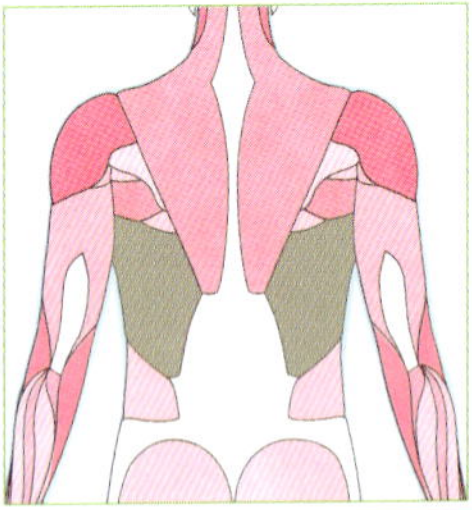

広背筋
を伸ばす

背中に大きく広がる広背筋を使うことで、深いリンパの流れや血行が促進され、背中の筋肉もほぐれて、こりや痛みが改善される。

リンパがドバッ！と流れる

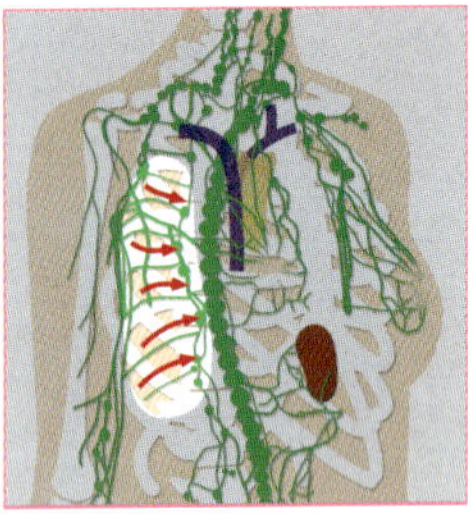

背中
のリンパが流れる

背中のリンパが活発になると、背中にたまった老廃物が排出されてこりや痛みを解消する他、呼吸・消化器官の働きもよくなる。

10秒キープ　3セット

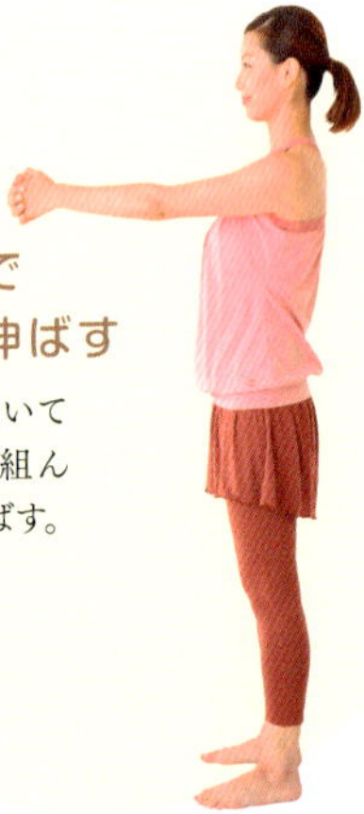

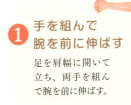

1 手を組んで腕を前に伸ばす

足を肩幅に開いて立ち、両手を組んで腕を前に伸ばす。

2 ひじを軽く曲げて背中を丸める

両ひじを軽く曲げて、肩と腕を前に出しながら、背中を丸めて10 秒キープ。

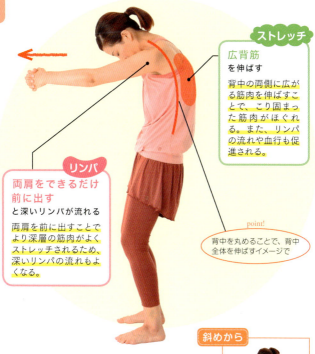

ストレッチ

広背筋を伸ばす

背中の両側に広がる筋肉を伸ばすことで、こり固まった筋肉がほぐれる。また、リンパの流れや血行も促進される。

リンパ

両肩をできるだけ前に出すと深いリンパが流れる

両肩を前に出すことでより深層の筋肉がよくストレッチされるため、深いリンパの流れもよくなる。

point!

背中を丸めることで、背中全体を伸ばすイメージで

斜めから

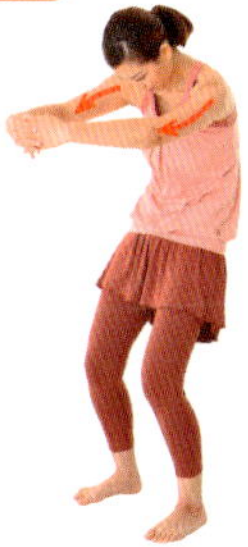

point!

両肩をできる限り前に出すことを意識。ひざは軽く曲げる。

肩の
こり

首から肩の筋肉を伸ばして肩こりをなくす

筋肉をグッ！とストレッチ

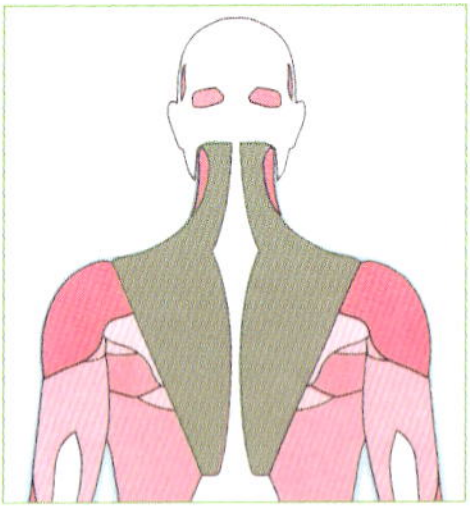

僧帽筋
を伸ばす

ストレッチすることで、肩こりの原因だった筋肉のこわばりが解消され、首から肩、鎖骨のリンパの流れも活発になる。

リンパがドバッ！と流れる

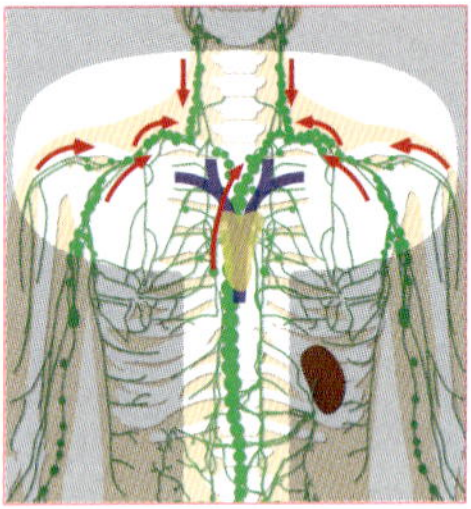

鎖骨
のリンパが流れる

全身のリンパが集まる部分で、流れがよくなることで不要な老廃物も回収され、首のつけ根や肩のこり、張りもやわらいでいく。

10秒キープ　3セット

1 椅子に座り 椅子のフチを持つ

股を大きく開いて椅子に座り、股の間で手を交差させながら、椅子のフチを持つ。

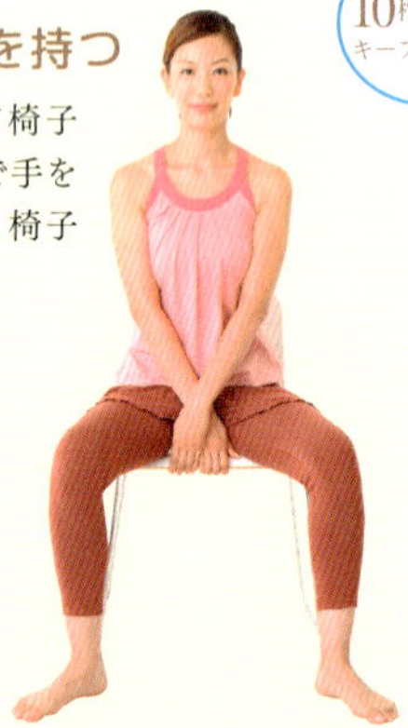

② 頭を前に倒し 上半身を後ろに倒す

頭をゆっくりと下げて、上半身を徐々に後ろに倒していき、10 秒キープ。

リンパ

椅子のフチをしっかり持つ
と深いリンパが流れる

椅子をしっかりつかんで両手を固定することで、僧帽筋がしっかり伸び、鎖骨や肩、背中の深いリンパがよく流れるようになる。

ストレッチ

僧帽筋
を伸ばす

首から背中に広がる筋肉をストレッチすることで、肩の筋肉がほぐれてリンパの流れがよくなり、たまっていた疲労物質も回収されていく。

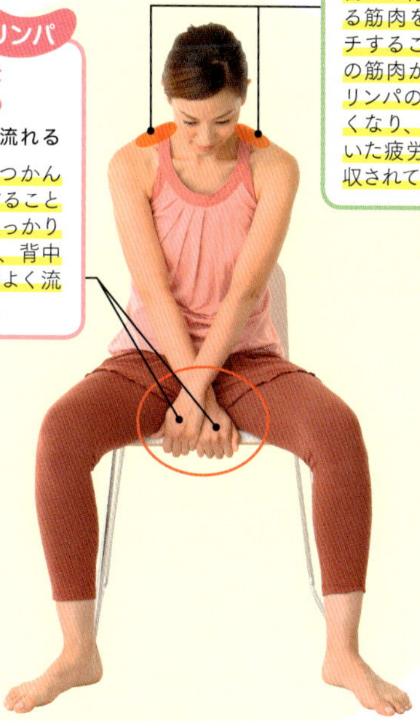

1 の横から

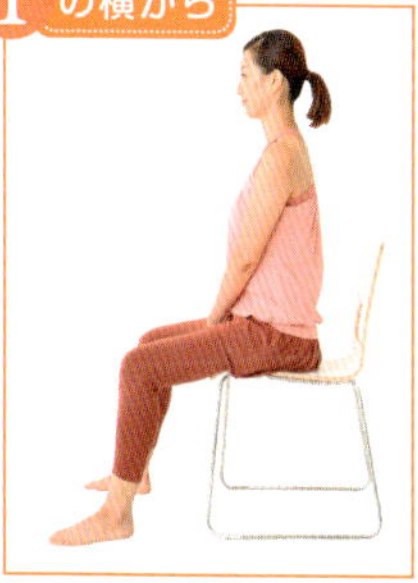

2 の横から

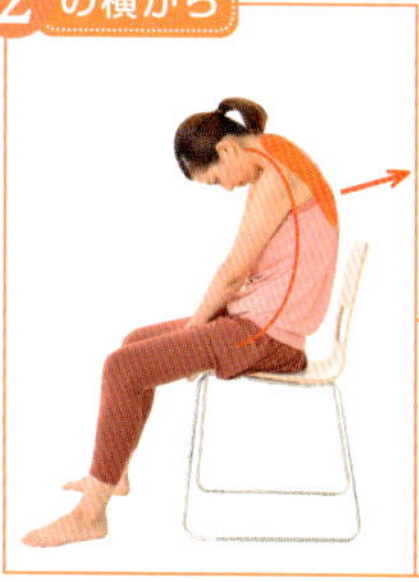

point!

背中を丸めて肩甲骨を開くようなイメージで上半身を後ろに倒す。

こり・痛みを
スッキリ

腰痛

背中を丸め、腰を伸ばして腰痛を改善

筋肉をグッ！とストレッチ

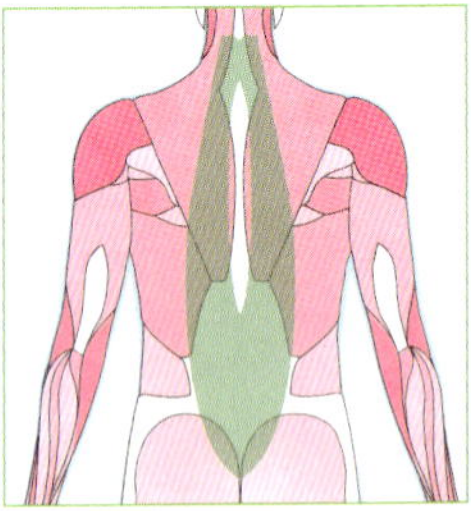

脊柱起立筋
を伸ばす

背中から腰の深部にあり、体幹を支える重要な筋肉。ストレッチでケアすると、背中から腰のリンパの活性化に貢献する。

リンパがドバッ！と流れる

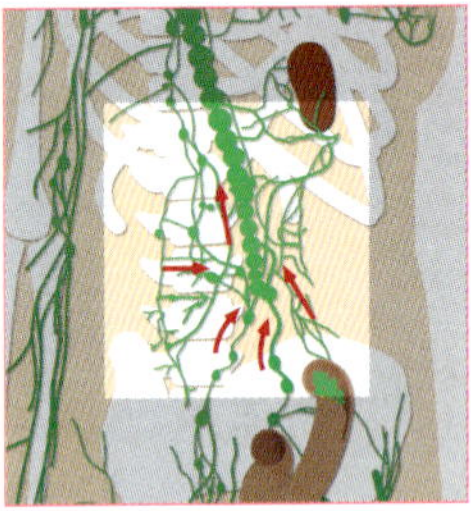

腰
のリンパが流れる

腰の筋肉が伸ばされると、周辺のリンパの流れがよくなり、老廃物や疲労物質などが回収されて、痛みが改善される。

10秒キープ　3セット

1 背筋をまっすぐにして立つ

顔は正面を向き、肩に力を入れないで立つ。

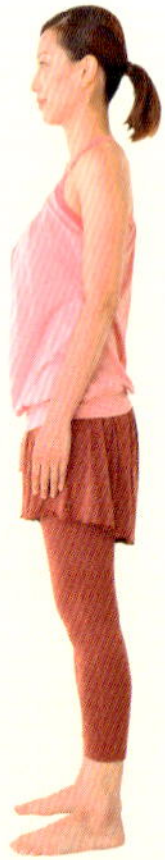

❷ 太ももの裏を持ち 背中から腰を丸める

軽くひざを曲げて両手で太ももの裏側を持ち、背中を曲げながら腰を伸ばして10秒キープ。

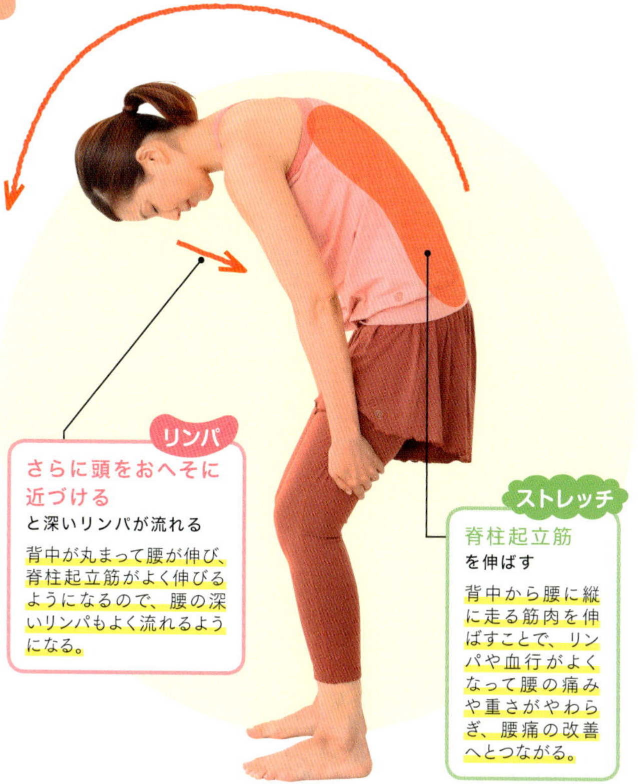

リンパ

さらに頭をおへそに近づける
と深いリンパが流れる

背中が丸まって腰が伸び、脊柱起立筋がよく伸びるようになるので、腰の深いリンパもよく流れるようになる。

ストレッチ

脊柱起立筋
を伸ばす

背中から腰に縦に走る筋肉を伸ばすことで、リンパや血行がよくなって腰の痛みや重さがやわらぎ、腰痛の改善へとつながる。

column 毒出しのコツ

もしかして、おなかを割りたい！と腹筋を頑張りすぎたりしていませんか？　腹筋と背筋は、ペアの筋肉です。腹筋を鍛えすぎて背筋とのバランスが崩れると腰痛を引き起こす原因になるので注意です。

こり・痛みを
スッキリ

ひざの痛み

かかとを上げて足を開くことで痛みを改善

筋肉をグッ！と刺激する

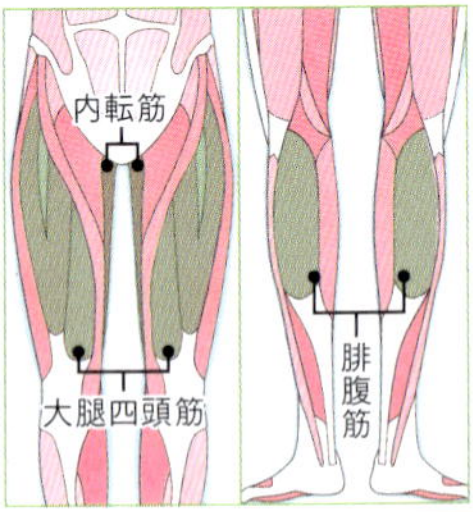

大腿四頭筋
内転筋
腓腹筋
を刺激する

深い筋肉を刺激することで、滞りがちなそけい部やひざ裏のリンパ液や血液がよく流れる。

リンパがドバッ！と流れる

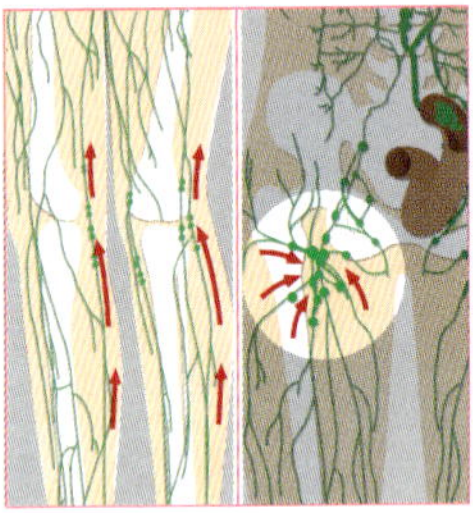

そけい部
ひざ裏
のリンパが流れる

リンパ節が多く集まり、流れがよくなると、老廃物が多く排出され、ひざの痛みや疲れが解消されていく。

10秒キープ　3セット

1 足を大きく開いてまっすぐ立つ

腰幅の約3倍を目安にして足を大きく開いて立つ。背筋はまっすぐな状態で。

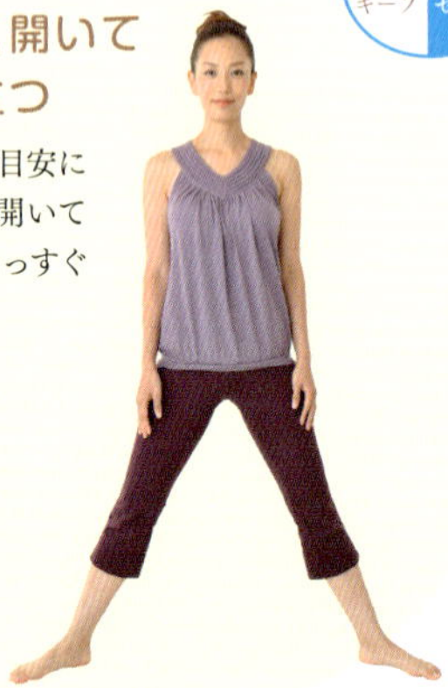

② つま先を外側に向け腰を落とす

かかとを床につけたまま、できる限りつま先を外側に向けて腰を落とす。

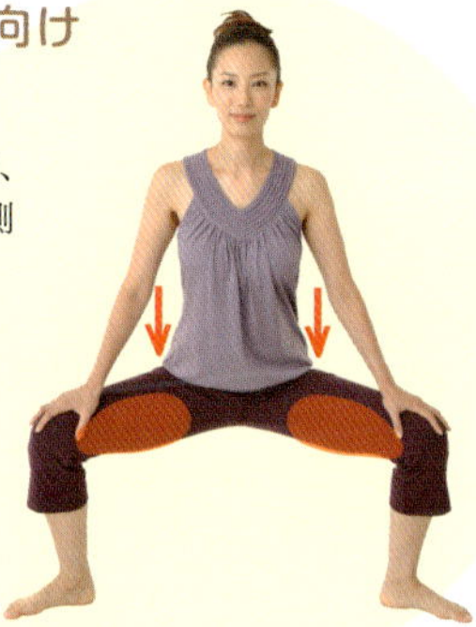

③ 腰を落としたままかかとを上げる

腰を落としたまま、体が前に傾かないようにして、かかとを上げて10秒キープ。

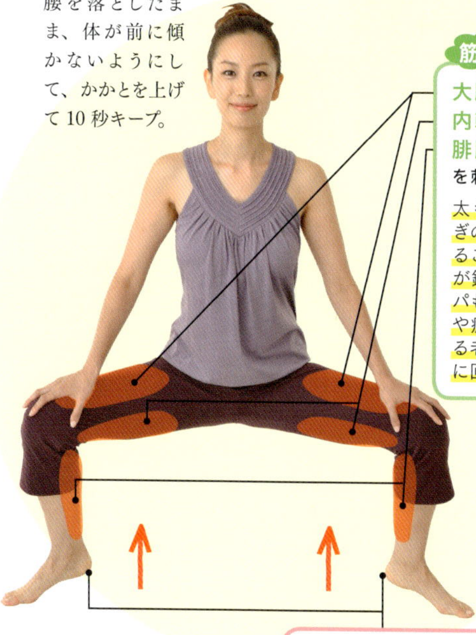

筋肉エクササイズ

大腿四頭筋
内転筋
腓腹筋
を刺激する

太ももやふくらはぎの筋肉を刺激することで、足全体が鍛えられ、リンパも活性化。痛みや疲労の原因となる老廃物が速やかに回収されていく。

リンパ

かかとをしっかり上げる
と深いリンパが流れる

かかとをしっかり上げることで足の筋肉が強化され、そけい部やひざ裏の深いリンパも、よく流れるようになる。

胃の
不快感

おなかを伸ばして不快感を改善

筋肉をグッ！とストレッチ

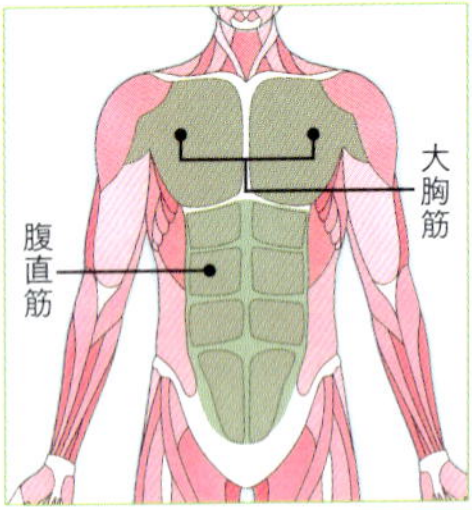

**大胸筋
腹直筋**
を伸ばす

大胸筋と腹直筋をストレッチすることで、リンパ節が集まる重要なおなかのリンパの流れが活発になる。

リンパがドバッ！と流れる

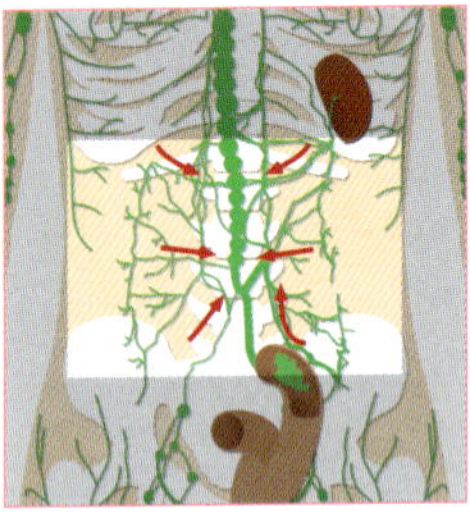

おなか
のリンパが流れる

おなか周辺のリンパが活発になると、内臓全般の機能もアップする。胃の不快感や疲れも軽減され、食欲も回復していく。

1 手を床につけて つま先を立てて座る

10秒キープ　3セット

手のひらを床につけて、つま先を立てて座る。お尻はかかとの上に下ろす。

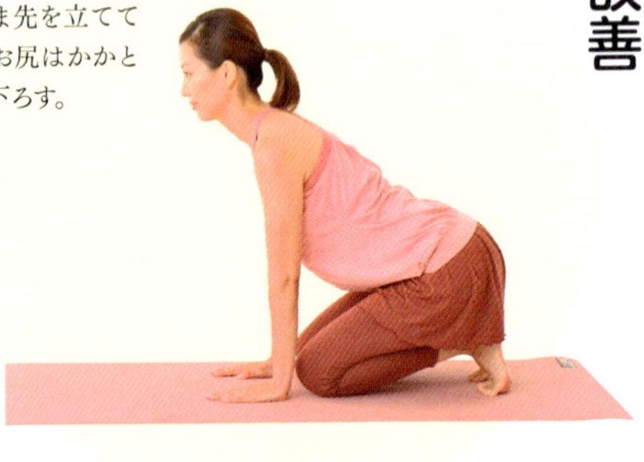

2 息を吐きながら両腕を前に伸ばす

腕を床につけて前に伸ばしながら、上半身を前に倒していく。

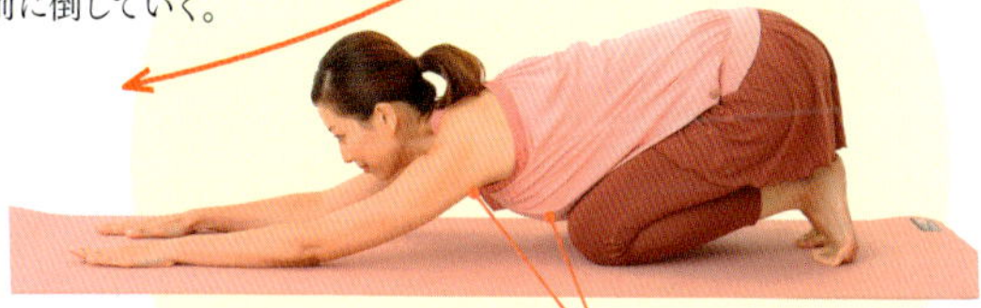

point!
胸とわきを床に近づけるようにして腕を伸ばす

3 お尻を高く上げ上半身を前に伸ばす

腕を床につけたままお尻を高く上げ、上半身をできるだけ前に伸ばして 10 秒キープ。

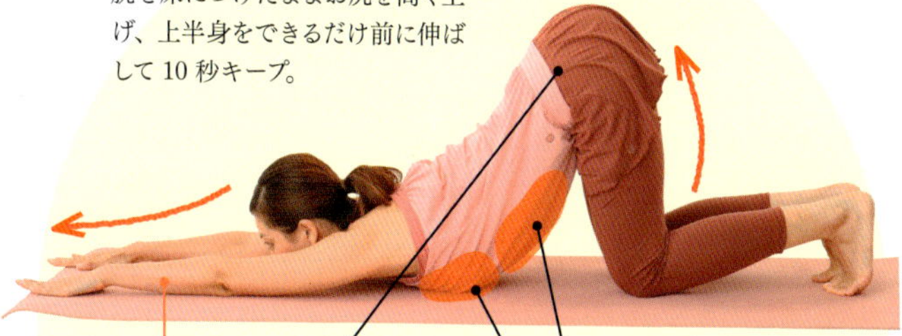

point!
腕はできるだけ前に伸ばす

リンパ

お尻をできるだけ高い位置でキープする
と深いリンパが流れる

大胸筋や腹直筋が一気に伸びて、胸やおなかのリンパの流れがよくなり、胃腸の働きが正常化されていく。

ストレッチ

腹直筋
大胸筋
を伸ばす

胸やおなかの筋肉を伸ばすことで、その周辺や内臓のリンパが活性化。胃腸が活発に働くようになる。

4 1の姿勢に戻りリラックス

ゆっくりと1の姿勢の戻り、体の力を抜く。

胃腸のトラブルを
スッキリ

便秘 下痢

おなかを左右にねじって症状解消

筋肉をグッ！とストレッチ

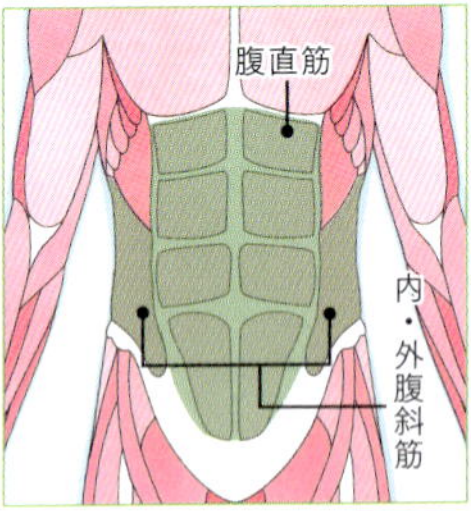

腹直筋
内・外腹斜筋
を伸ばす

おなかの筋肉をストレッチすると、おなかのリンパが活性化し、腸も直接刺激され、腸の働きも正常になる。

リンパがドバッ！と流れる

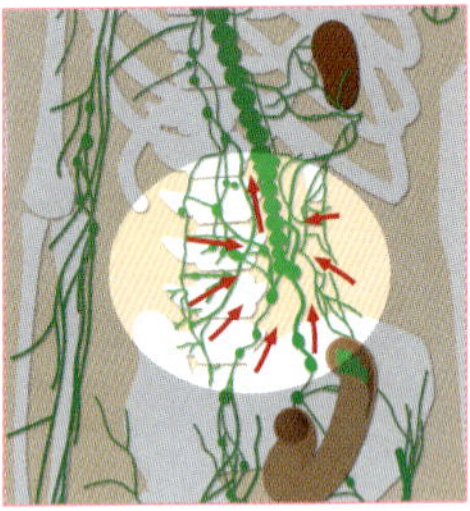

おなか・腸
のリンパが流れる

老廃物の回収の他、余分な栄養素の回収も行う。リンパがよく流れることで、腸の機能がアップし、便秘や下痢の解消につながる。

10秒キープ
左右3セット

1 両足を伸ばして座り 左足を右足の外側に置く

両足をしっかり伸ばして座ったら、左ひざを曲げて右足の外側に置き、両足を交差させる。

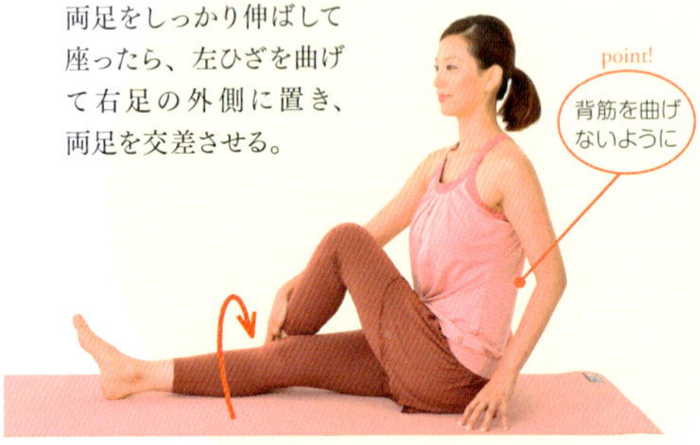

❷ 右ひじで左ひざを押して上半身をねじる

曲げた左ひざを右ひじで押しつけるようにしながら上半身をねじって 10 秒キープ。左手は床に置いたままで、右手は左足首周辺に置く。

リンパ

右ひじで左ひざを押すことでさらに上半身がねじれると深いリンパが流れる

右ひじで左ひざを押すことで上半身も大きくねじれ、その分、おなか全体の筋肉も伸びるので、おなかの深いリンパを刺激できる。

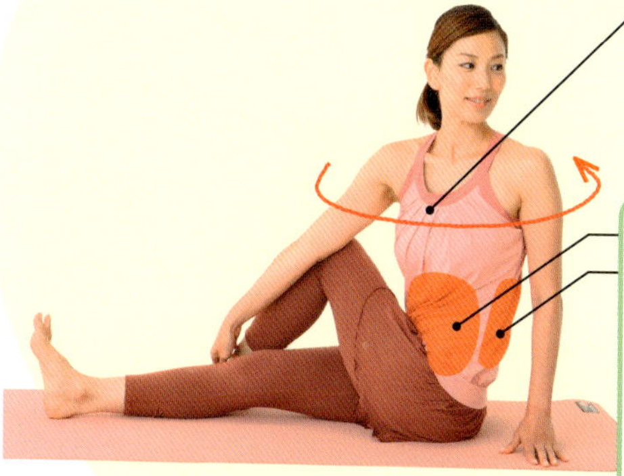

ストレッチ

腹直筋
内・外腹斜筋
を伸ばす

おなか周りにある筋肉を伸ばすことで、腸周辺のリンパの流れも良好に。腸の機能も改善され、便秘や下痢も解消されていく。

❸ 足を組み替えて反対側にもねじる

1〜3と同様に、右ひざを左ひじで押して、反対側に上半身をねじって 10 秒キープ。

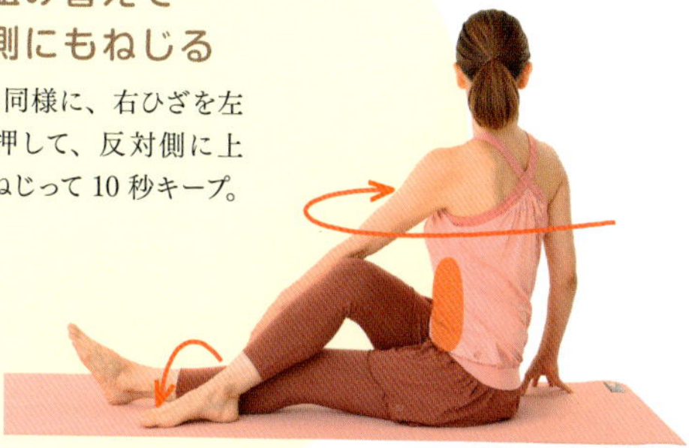

女性のトラブルを
スッキリ

生理痛
生理不順

わき腹を伸ばして痛みや不快を解消

筋肉をグッ！とストレッチ

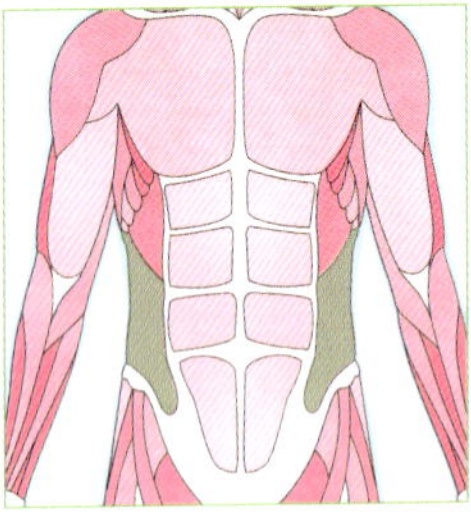

外腹斜筋
内腹斜筋
を伸ばす

わき腹の表面と深部にある筋肉のストレッチで、おなかから骨盤周辺のリンパの流れが活発になる。

リンパがドバッ！と流れる

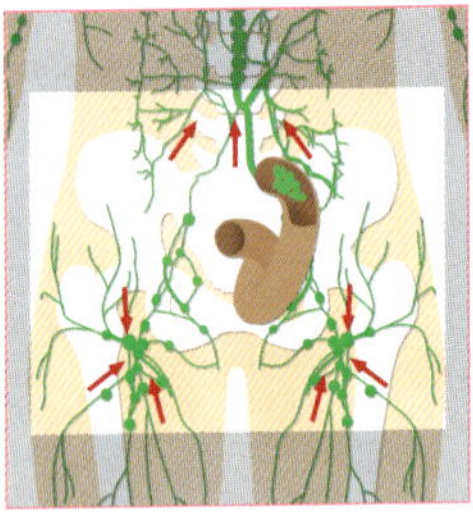

おなか・骨盤周辺
のリンパが流れる

生殖器周辺に流れるリンパなので、流れがよくなると生殖器の働きがアップし、生理痛などの生理の悩みを改善していく。

1 右ひざを曲げて座り左手で左足指をつかむ

10秒キープ　左右3セット

両足を広げて座り、右ひざを曲げ、かかとを股に近づける。左手で左足指をつかむ。

point!
背筋を曲げないように

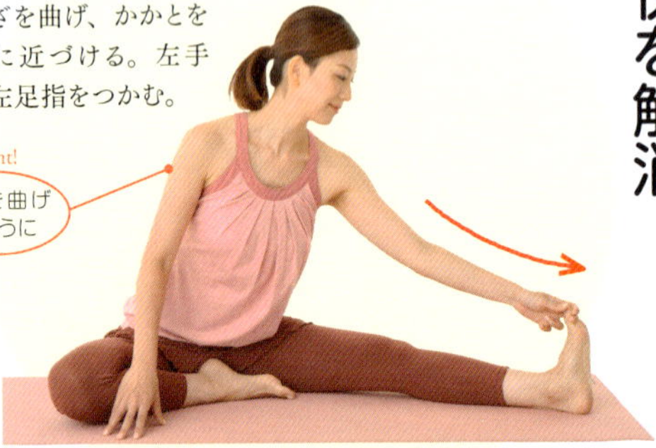

2 上半身を左側に倒し 右わき腹を伸ばす

上半身を左側に倒しながら、右手も左足指をつかんで 10 秒キープ。右手でつかむのが難しい場合は、右腕をできるだけ伸ばそう。

リンパ

右腕を伸ばして 上半身を横に倒す
と深いリンパが流れる

わきの下からわき腹にある内・外腹斜筋がよく伸び、骨盤周辺の筋肉がほぐれ、リンパの流れがよくなる。

ストレッチ

外腹斜筋 内腹斜筋
を伸ばす

わき腹の表面と深部にある筋肉を伸ばすことで、骨盤周辺のリンパの流れが活発になり、生殖器の働きも改善される。

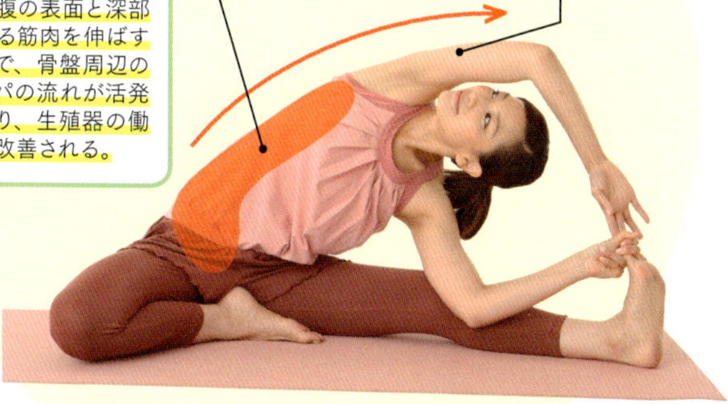

3 左ひざを曲げ 右手で右足指をつかむ

両足を開いた状態に戻してから、反対側も1の姿勢をとる。

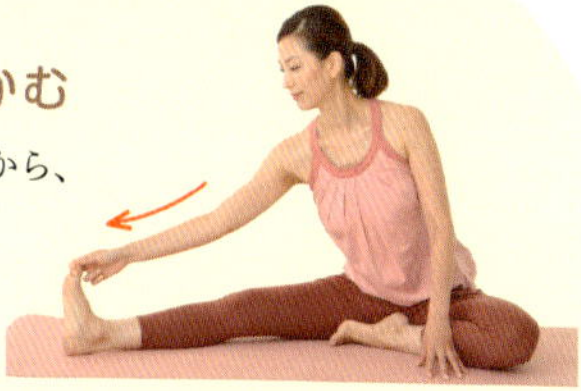

4 上半身を右側に倒し 左わき腹を伸ばす

上半身を右側に倒しながら、左手も右足指をつかんで 10 秒キープする。

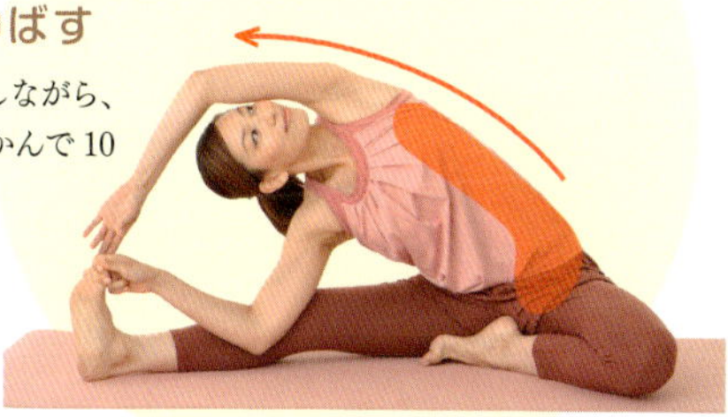

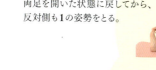

女性のトラブルを
スッキリ

更年期障害

骨盤周辺の筋肉を刺激して症状を軽減

筋肉をグッ！と刺激する

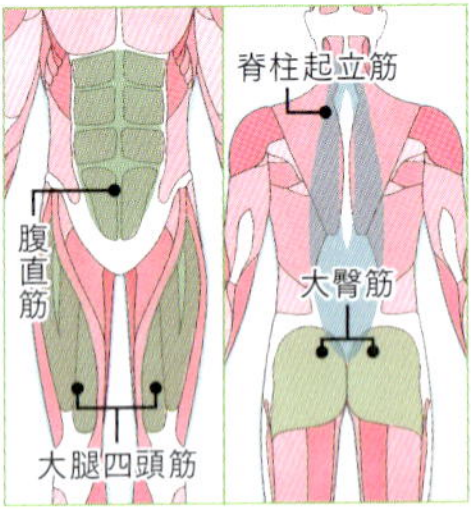

上半身の筋肉
下半身の筋肉
を刺激する

骨盤をサポートする腰やお尻の筋肉を強化すると、卵巣や子宮などの働きも活発になっていく。

リンパがドバッ！と流れる

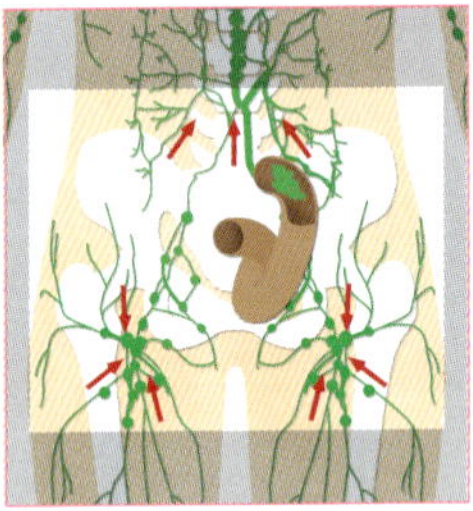

骨盤周辺
のリンパが流れる

骨盤周辺のリンパがよく流れることで、女性ホルモンや自律神経の乱れも改善され、更年期障害の症状も軽くなっていく。

10秒キープ　3セット

1 仰向けになり足をそろえて両ひざを立てる

仰向けになり、手のひらを床につける。両ひざを曲げる。足の裏は床につけた状態。

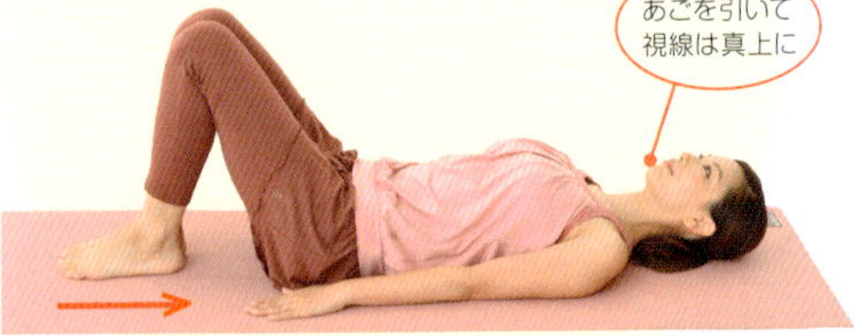

point!
あごを引いて
視線は真上に

② 両手で床を押しながら お尻を上げる

床を両手で押し、足の裏を床につけたまま、腰とお尻を上げて10秒キープ。胸からひざまでが一直線に近いイメージ。

筋肉エクササイズ

大腿四頭筋
腹直筋
を刺激する

おなかや太ももの筋肉を刺激することで、おなかから骨盤周辺のリンパの流れがよくなり、自律神経のバランスも整えられる。

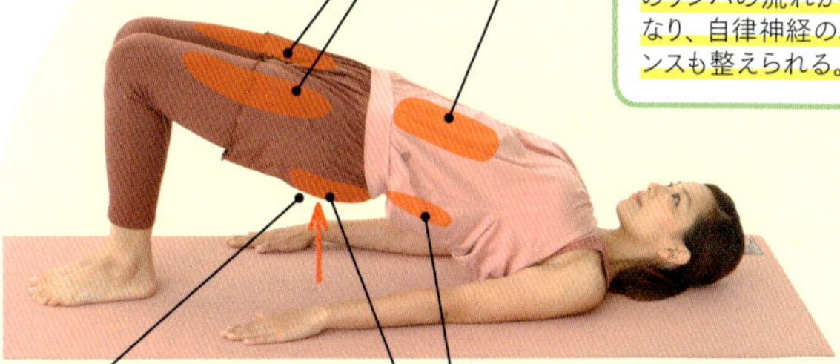

リンパ

腰とお尻を
高く上げる
と深いリンパが流れる

腰とお尻をできるだけ高く上げると、その分、おなかや太もも、背中、お尻の筋肉も伸びるので、骨盤周辺の深いリンパを刺激できる。

筋肉エクササイズ

脊柱起立筋(腰)
大臀筋
を刺激する

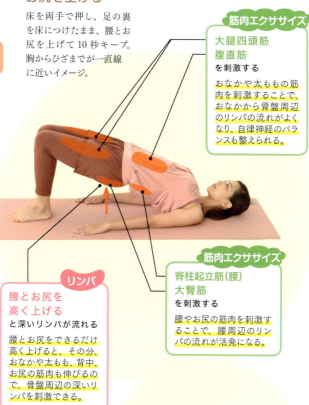

腰やお尻の筋肉を刺激することで、腰周辺のリンパの流れが活発になる。

③ 1の姿勢に戻り リラックス

腰とお尻を下ろし、足をまっすぐにした状態でリラックスしてから、1から3を繰り返す。

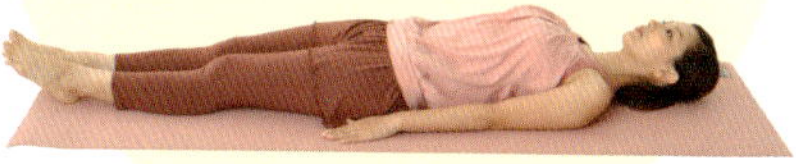

女性のトラブルを
スッキリ

不妊症

おなかを伸ばして症状を改善

筋肉をグッ！とストレッチ

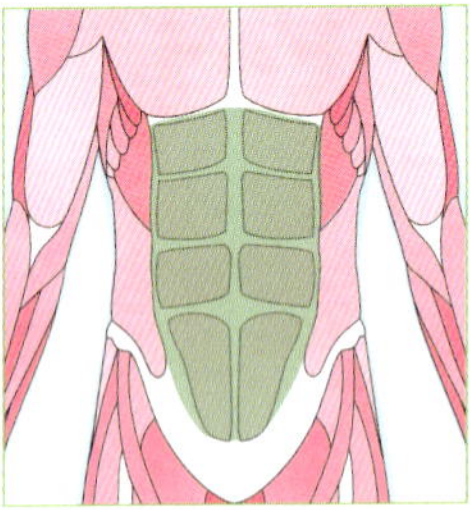

腹直筋
を伸ばす

胸から下腹部に広がる筋肉で、ストレッチすると、おなかやそけい部のリンパの流れがよくなり、生殖機能にも好影響を与える。

リンパがドバッ！と流れる

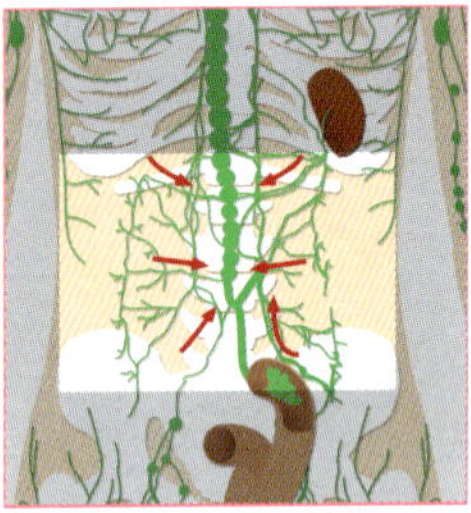

おなか
のリンパが流れる

おなかのリンパが活発化することでリンパの免疫機能がアップ。卵巣や子宮などの生殖器の機能も向上し、不妊のリスクも低下する。

10秒キープ　左右3セット

1 ひざを床につき足を肩幅に開く

ひざを床について足を開く。背筋を伸ばして、視線は前方に。

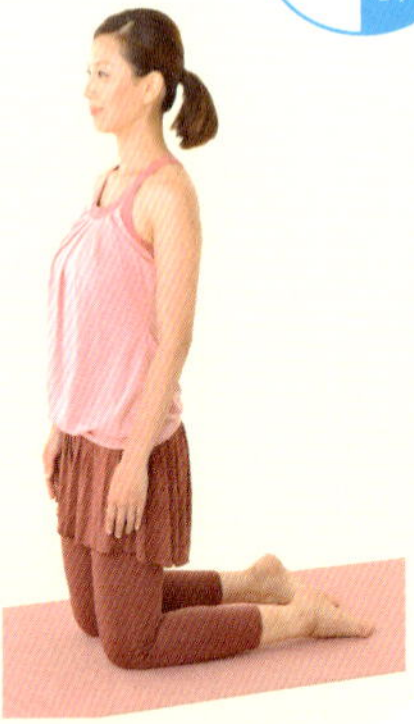

② 腰に手をあて胸を反らせる

腰に両手をあて、顔を上に向けながら、胸をゆっくり反らせる。

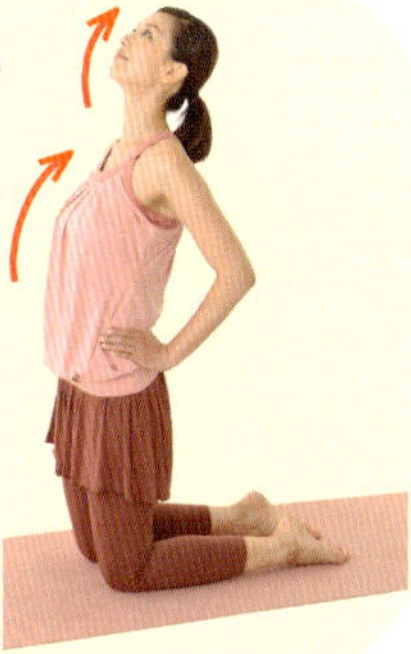

③ 左手は足をもち右手を上に伸ばす

左手で左足のかかとをもち、右手を上に伸ばして 10 秒キープ。反対側も同様に行う。

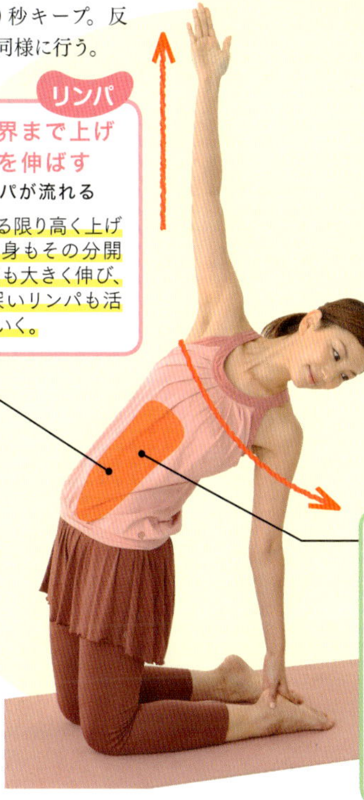

リンパ

右手を限界まで上げておなかを伸ばす
と深いリンパが流れる

右手をできる限り高く上げると、上半身もその分開いて腹直筋も大きく伸び、おなかの深いリンパも活性化されていく。

ストレッチ

腹直筋
を伸ばす

腹部全面に広がる筋肉を伸ばすことで、おなかやそけい部のリンパの流れがよくなり、体温も上がって内臓や生殖器の働きも活発になる。

part 4

症状別 1分プログラム

心が潤うケア

気分が沈みがちで、なんだか落ち着かない……。そんなときはリンパストレッチで筋肉を伸ばして滞ったリンパを流せば、緊張した心が穏やかになり、前向きな気分になれます。セロトニンや自律神経の働きが向上するので、心の状態が安定し、うつや不安、不眠、イライラ、緊張なども解消されていきます。

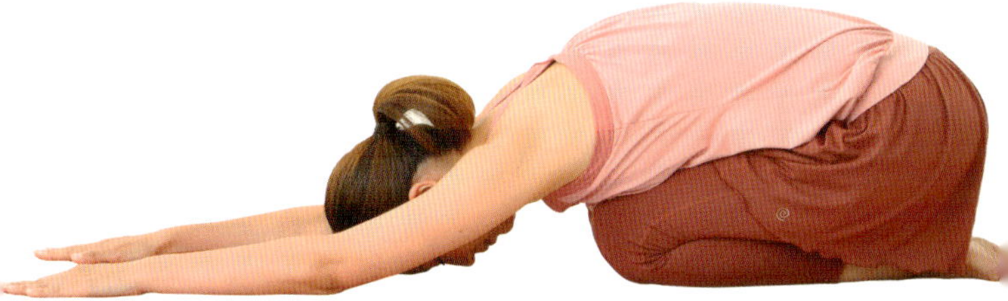

憂うつ
不安

背中を伸ばしてうつや不安をなくす

筋肉をグッ！とストレッチ

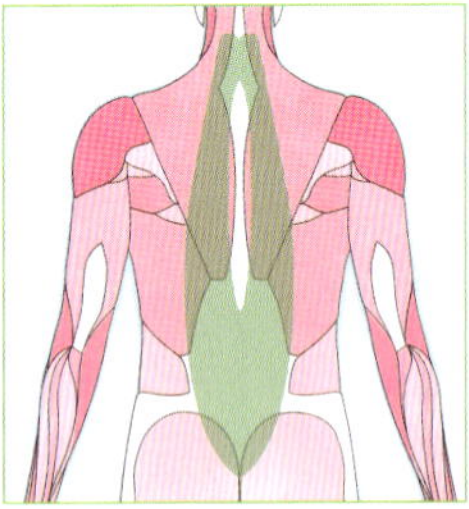

脊柱起立筋
を伸ばす

背中の深部にある筋肉を刺激することで、背中の深いリンパが流れ、セロトニンの分泌が活発に。精神の安定につながる。

リンパがドバッ！と流れる

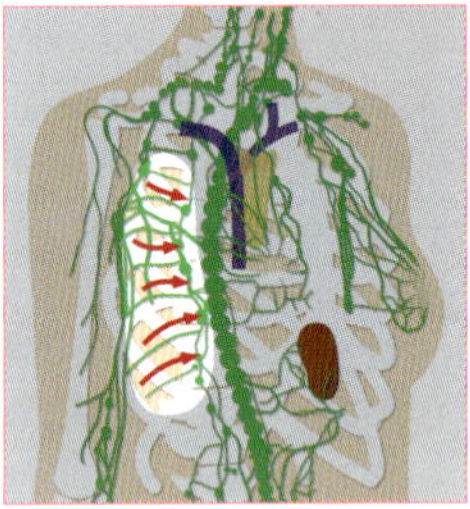

背中
のリンパが流れる

背中は自律神経の通り道。背中のリンパの流れが活性化されると、自律神経のバランスも安定し、うつや不安も解消される。

10秒キープ 3セット

1 全身の力を抜いて仰向けになる

足を閉じ、リラックスして仰向けになる。手のひらを床につける。

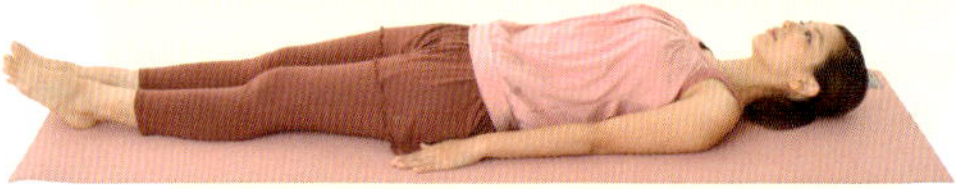

② 手で腰を支えて両足を上げる

ひじは床につけたまま、腰を両手で支えて両足を上に持ち上げる。

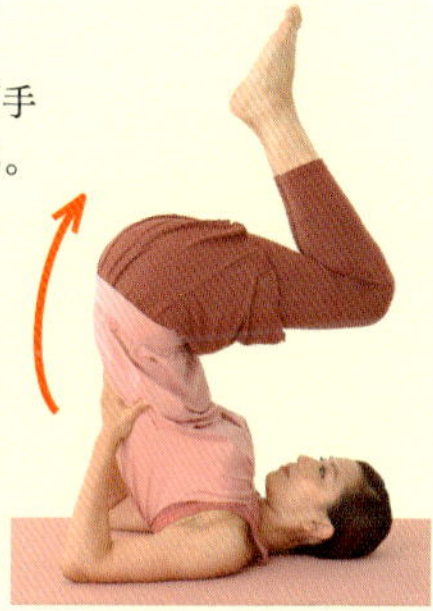

③ 足を頭の後方に動かしつま先を床につける

両足のつま先を床につけ、両手を組んで10 秒キープ。手を組むのが難しい場合は、腰に手を当てたまま、つま先を床につける。

リンパ

できるだけ腕を伸ばすと深いリンパが流れる

脊柱起立筋がストレッチされるので、背中の筋肉のこわばりが軽減され、背中の深いリンパの流れも促進されていく。

ストレッチ

脊柱起立筋を伸ばす

背中の筋肉を伸ばすことで、背中のリンパが活発に。また、背中は自律神経の通り道でもあるので、背中の緊張が解消され、自律神経も整えられる。

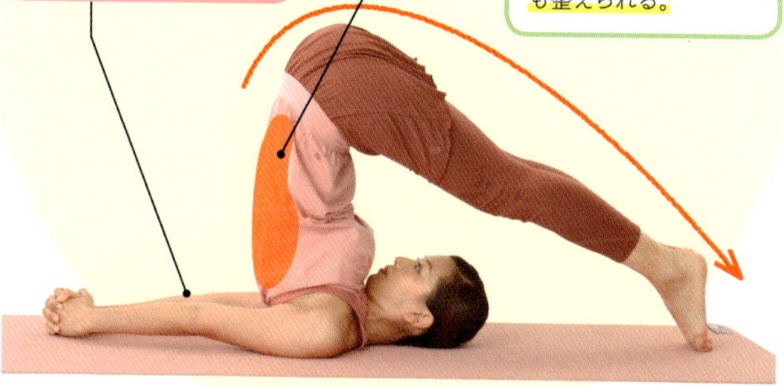

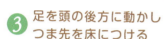

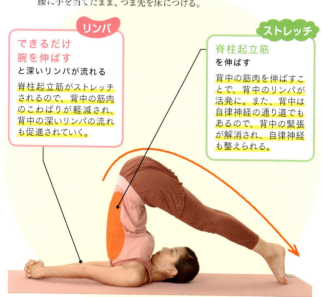

不眠

背中全体を伸ばして不眠を解消

筋肉をグッ！とストレッチ

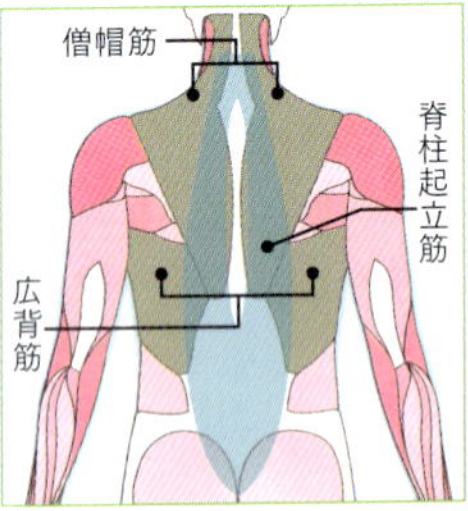

脊柱起立筋
僧帽筋
広背筋
を伸ばす

背中全体に広がる筋肉を伸ばすことで、背中のリンパが活性化し、自律神経も安定する。

リンパがドバッ！と流れる

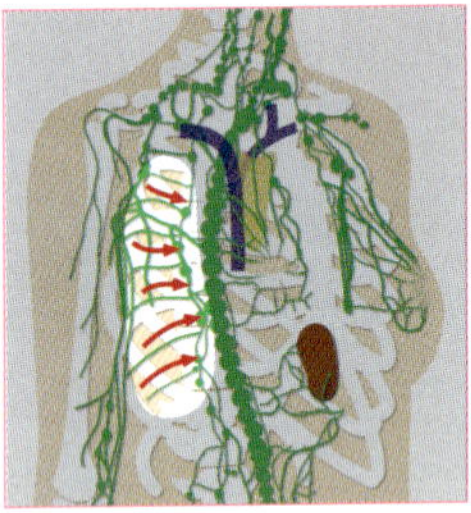

背中
のリンパが流れる

背中のリンパが活発化することで、背中を通る自律神経のバランスが安定して心身がリラックスし、不眠の解消につながる。

10秒キープ　3セット

1 正座して両腕を床につける

正座した状態から両腕を前に伸ばし、床につける。

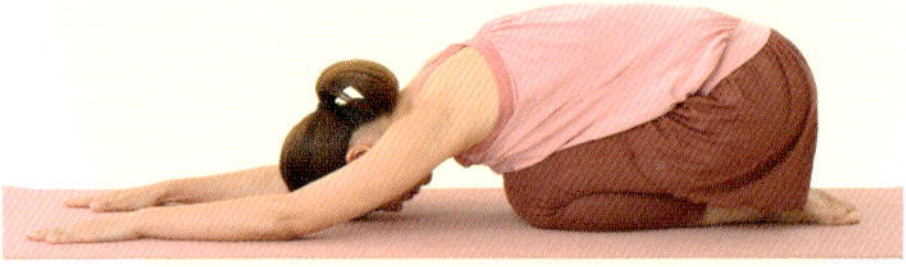

② 上半身とお尻を上げて四つんばいになる

ひざの角度が 90 度くらいになるまで、上半身とお尻を上げる。

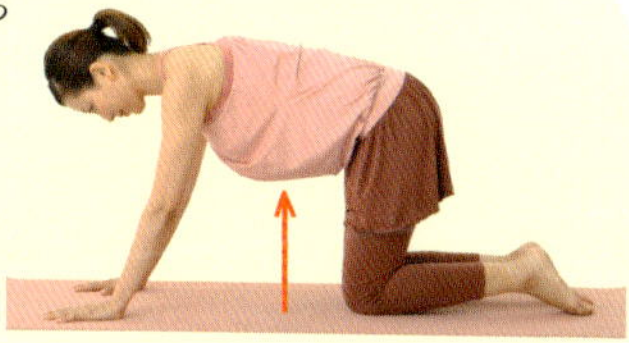

③ ひざを床から離し腰とお尻をもち上げる

骨盤を一気に押し上げるイメージで、腰とお尻をもち上げて 10 秒キープ。

ストレッチ

脊柱起立筋
僧帽筋
広背筋
を伸ばす

背中に広がる筋肉を伸ばすことで、背中のリンパとともに、背中を通り道にしている自律神経の働きもバランスがよくなる。

リンパ

手のひらとかかとをしっかり床につける
と深いリンパが流れる

脊柱起立筋などの背中の筋肉が刺激され、背中の深いリンパが活性化し、背中の筋肉の緊張もやわらぐ。

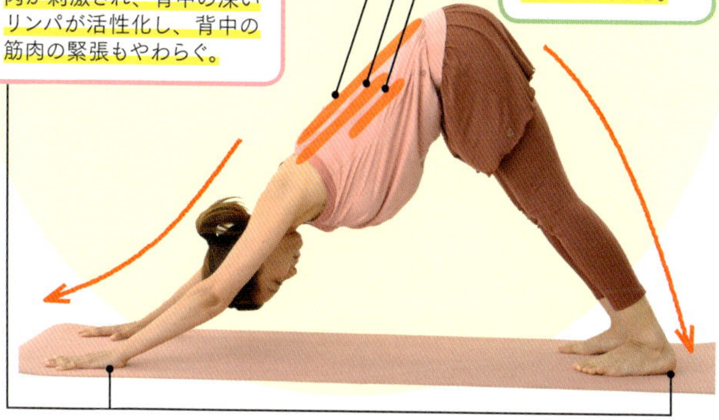

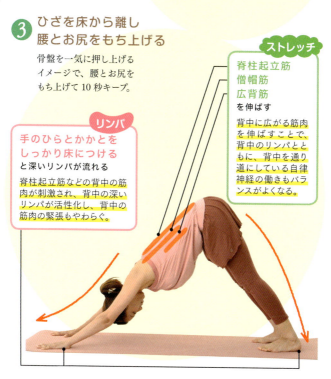

イライラ

首から肩をほぐしてイライラを解消

筋肉をグッ！とストレッチ

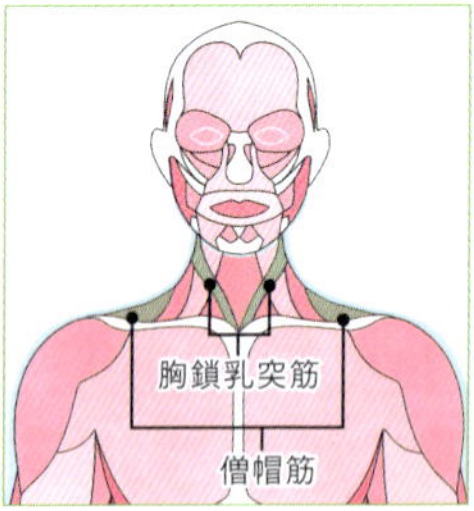

僧帽筋
胸鎖乳突筋
を伸ばす

首から肩にかけてある僧帽筋と、胸鎖乳突筋を伸ばすことで首や肩のこわばりが緩和し、リンパの流れも活発に。

リンパがドバッ！と流れる

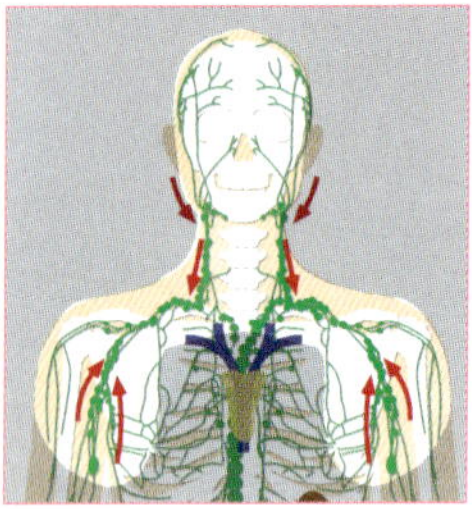

頭・首
わきの下
のリンパが流れる

首やわきの下、鎖骨下のリンパの流れがよくなり、体全体がスッキリすることでイライラが解消される。

10秒キープ　3セット

1 正座をして両手を組む

正座をして、両手を体の後ろで組む。顔を正面に向け、背筋を伸ばす。

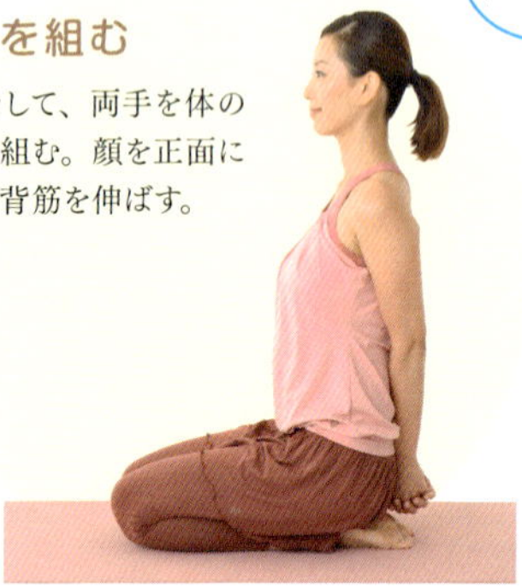

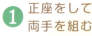

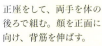

② 上半身を前に倒し頭を床につける

手を組んだまま上半身をゆっくりと前に倒し、頭を床につける。

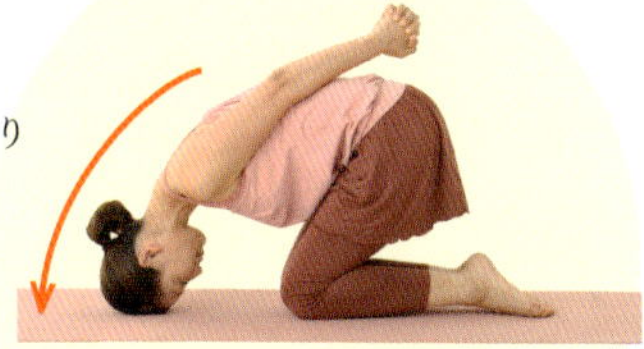

③ お尻を上げて両腕を上に伸ばす

お尻をもち上げてから、両腕を垂直方向に伸ばすイメージで上げて10秒キープ。ひじは曲げないように。

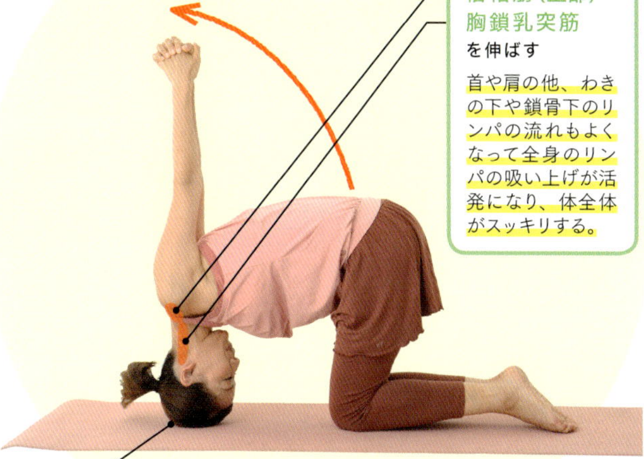

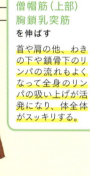

ストレッチ

僧帽筋(上部)
胸鎖乳突筋
を伸ばす

首や肩の他、わきの下や鎖骨下のリンパの流れもよくなって全身のリンパの吸い上げが活発になり、体全体がスッキリする。

リンパ

頭頂部を床に対して
垂直にして腕を伸ばす
と深いリンパが流れる

僧帽筋と胸鎖乳突筋がストレッチされるので、首や肩の筋肉の緊張がやわらぎ、リンパの流れもよくなっていく。

心のトラブルを解消

緊張

全身を脱力させて緊張をほぐす

リンパがドバッ！と流れる

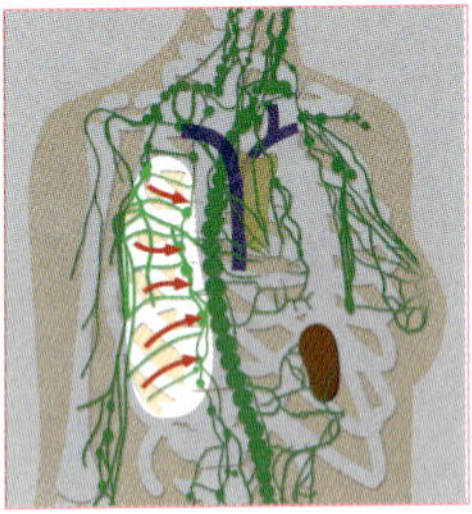

背中のリンパが流れる

背中は中枢神経が通る大切なところ。背中の緊張がほぐれると、自律神経のバランスも安定して、心も体もリラックスしてくる。

リンパがドバッ！と流れる

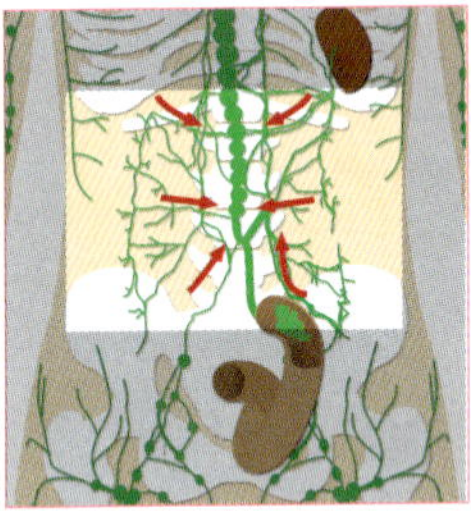

おなかのリンパが流れる

おなかのリンパが活性化すると、副交感神経が優位になり緊張がほぐれる。また、セロトニンの分泌量も増えて心の状態も安定する。

10秒キープ　3セット

1 肩の力を抜いて正座する

正座をして正面を向く。背筋を伸ばして手はひざの上に置く。

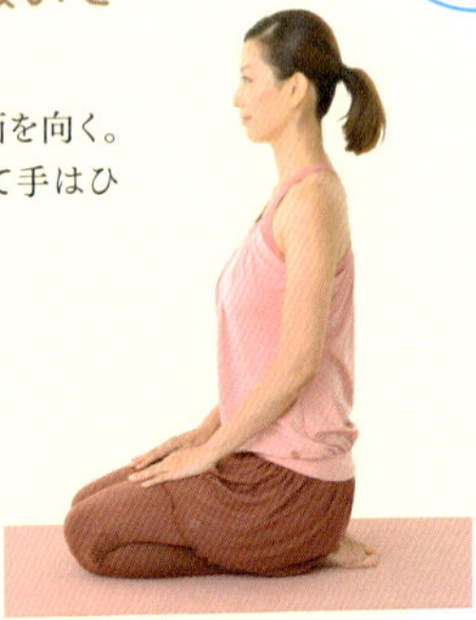

② 両手を床につけて背中を反らす

両手を床につける。息を吸いながら背中を反らし、顔を上に向ける。

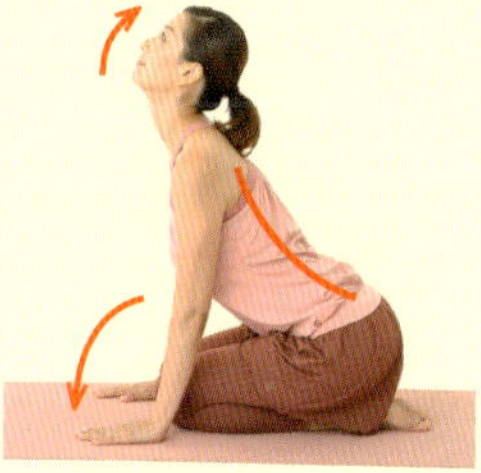

③ 両手を前に伸ばし体を前に倒して力を抜く

息を吐きながら両手を前に伸ばし、腕と額を床につけて 10 秒キープ。

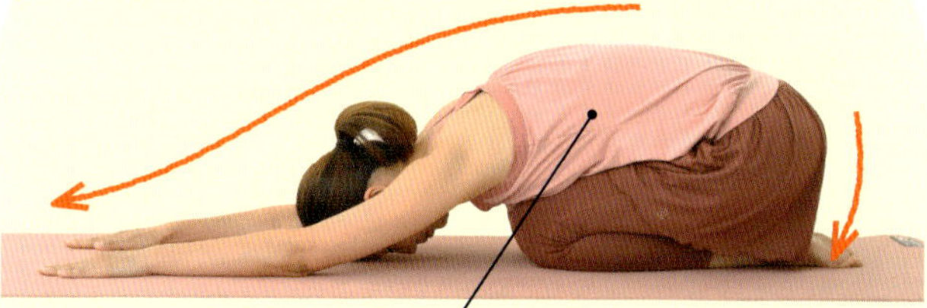

リンパ

全身の力を抜いて脱力する

と深いリンパが流れる

体全体の筋肉の緊張がほぐれることで、背中やおなか、腰などのリンパの流れもよくなっていく。

part 5

(症状別) 1分プログラム

アンチエイジングと部分引き締め

体の気になる部分には、余分な水分と脂肪がたまっているはずです。リンパマッサージで肌代謝をアップ、リンパストレッチで体を引き締めて、美肌とスレンダーボディーを同時に手に入れましょう。ほどよく筋肉も鍛えられるので、脂肪も燃焼されやすくなり、驚くほどの“健康美人”になれます。

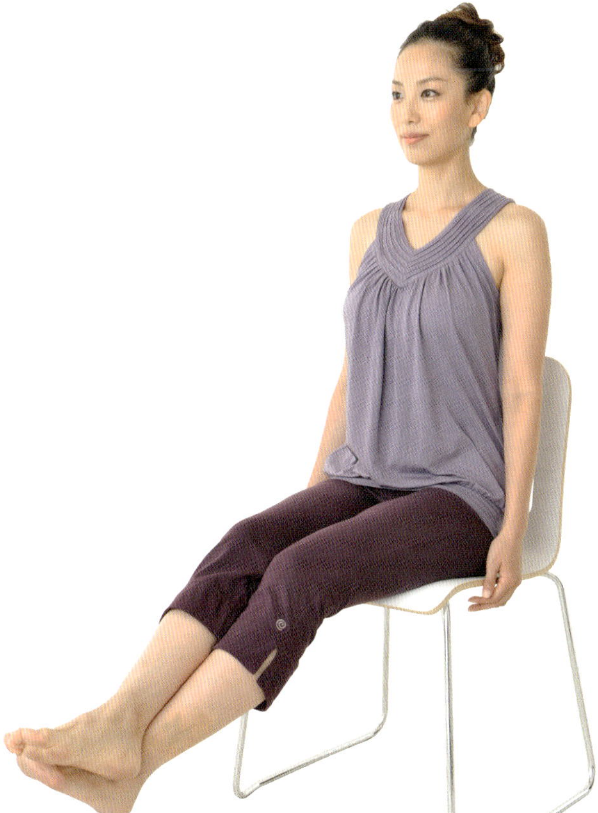

むくみ

あごと首のリンパマッサージで小顔にする

リンパがドバッ！と流れる

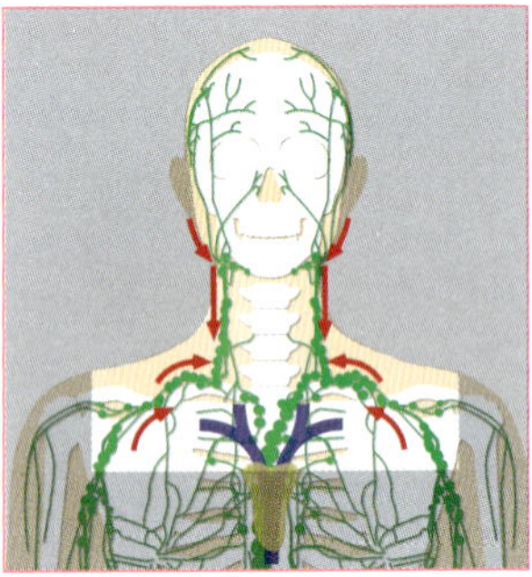

顔・首・鎖骨
のリンパが流れる

顔から首、鎖骨のリンパの流れがよくなると、顔や肌の老廃物がしっかり鎖骨下静脈に流れ、むくみがなくなって、小顔になれる。

1 鎖骨のみぞをやさしい圧でさすする

5セット

人さし指と中指、薬指の3本を使って、鎖骨のみぞをやさしくさすする。左右同様に。

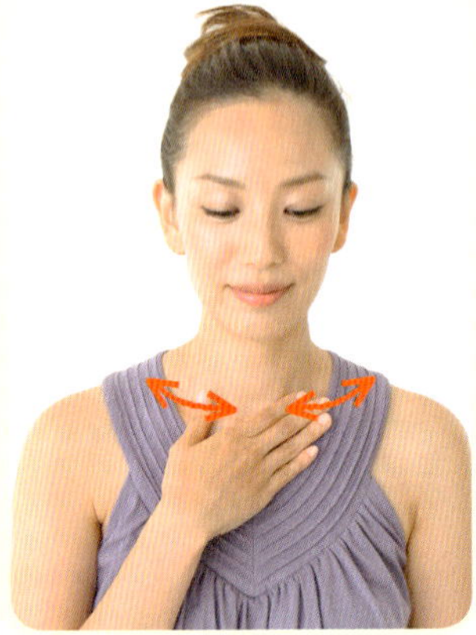

2 手のひらで 耳の下からあご 首をマッサージ

耳の下から首筋に沿って、やさしい圧でなでることで、顔から首の浅いリンパの流れが促される。

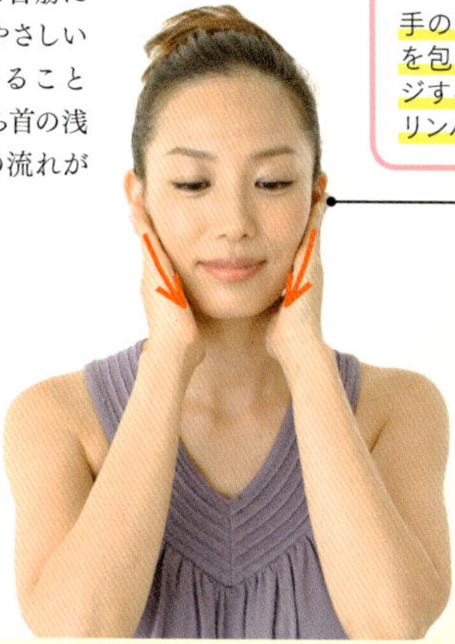

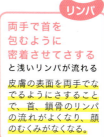

リンパ

指の腹を使って やさしい圧でなでる と浅いリンパが流れる

手のひらで、あごのラインを包みこむようにマッサージすることで、顔から首のリンパの流れがよくなる。

3 首を後ろから前へ やさしくマッサージ

首を両手で包むように、首の後ろから前へ、やさしい圧でマッサージ。

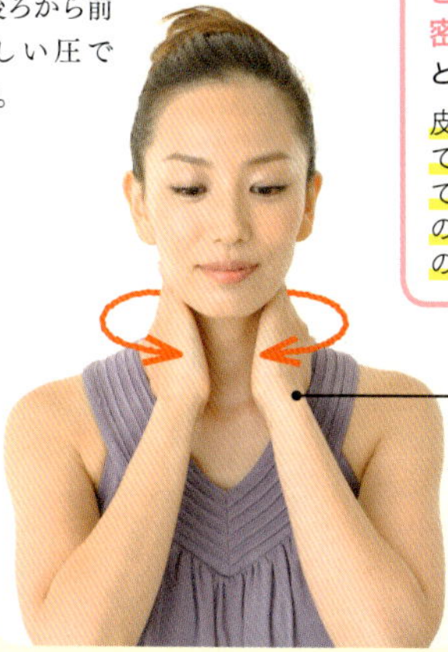

リンパ

両手で首を 包むように 密着させてさする と浅いリンパが流れる

皮膚の表面を両手でなでるようにさすることで、首、鎖骨のリンパの流れがよくなり、顔のむくみがなくなる。

たるみ
シワ

ほお、目元、額の肌活力を上げたるみ・シワを解消

リンパがドバッ！と流れる

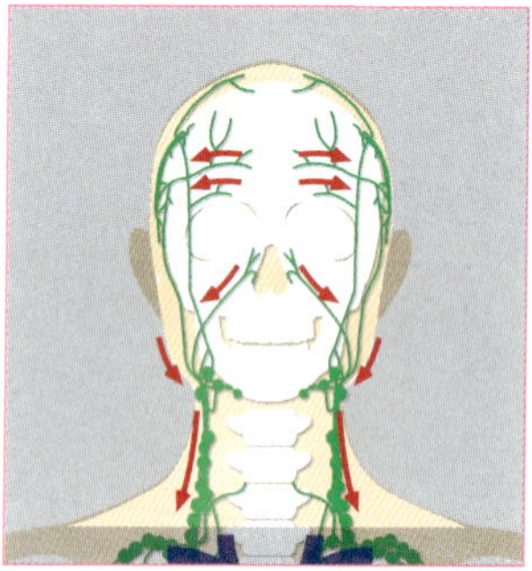

顔
のリンパが流れる

手を密着させ、顔の筋肉を刺激することでたるみが改善され、リンパが流れることで肌の潤いも回復し、シワの防止につながる。

5セット

1 あごからこめかみまで やさしい圧でマッサージ

人さし指、中指、薬指の3本を使って、あごからこめかみまで、やさしい圧でくるくるとマッサージ。

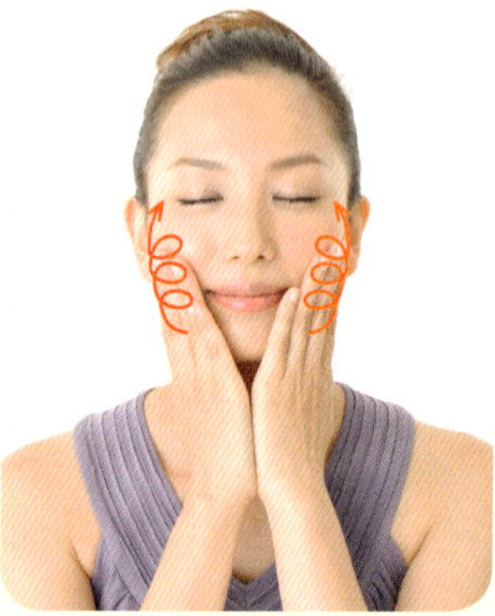

❷ 目を閉じて骨に沿ってマッサージ

目を閉じて中指を目頭にあててから、眉の下と目の下の骨に沿って、やさしくマッサージする。

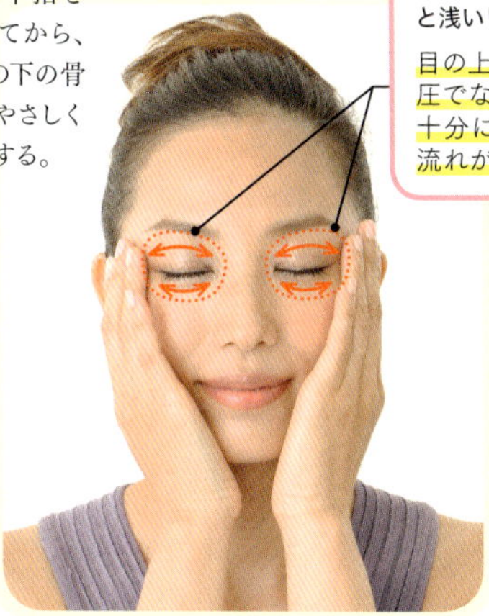

リンパ

骨に沿ってやさしい圧をかける
と浅いリンパが流れる

目の上下をやさしい圧でなでるくらいで、十分に浅いリンパの流れがよくなる。

❸ 生え際に向かって額をマッサージ

眉から髪の生え際に向かって、持ち上げるようにマッサージ。

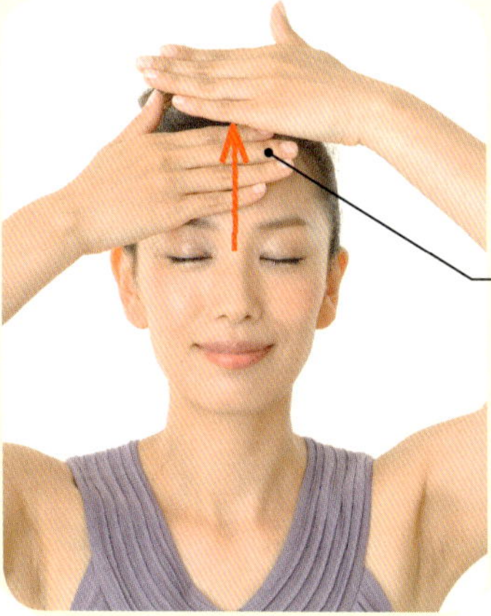

リンパ

4本の指の腹で密着させてさする
と浅いリンパが流れる

4本の指を使って、手を密着させてマッサージするだけで、額全体の浅いリンパの流れがよくなる。

首のシワ 二重あご

あごと首の筋肉を鍛えてたるみ・シワを解消

筋肉をグッ！とストレッチ

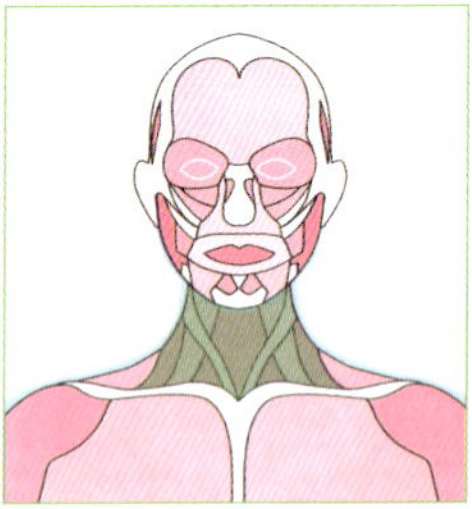

広頸筋を伸ばす

首の筋肉をストレッチすることで、筋肉が鍛えられ、リンパの流れも改善されて活性化。あごのたるみやシワを防ぐ。

リンパがドバッ！と流れる

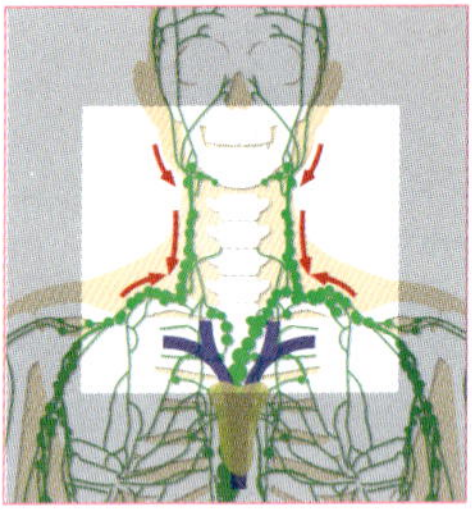

首のリンパが流れる

首のリンパが刺激されて活発になると、老廃物が回収されてあごや首の肌に弾力が戻り、二重あごやシワがなくなっていく。

column 毒出しのコツ

首や目の周りなどにシワができやすいのは、もともと皮ふが薄いから。細かいシワは保湿することで改善できますが、太いシワの予防、改善には、リンパを流し、皮ふの下にある筋肉を鍛えて引き上げることがベストです。

1–2を2セット

首のシワをなくす

1 「イーッ」と声に出して口を横に開く

顔を少し上げて下あごを突き出し、「イーッ」と声に出して口を横に開く。素早く10回繰り返す。

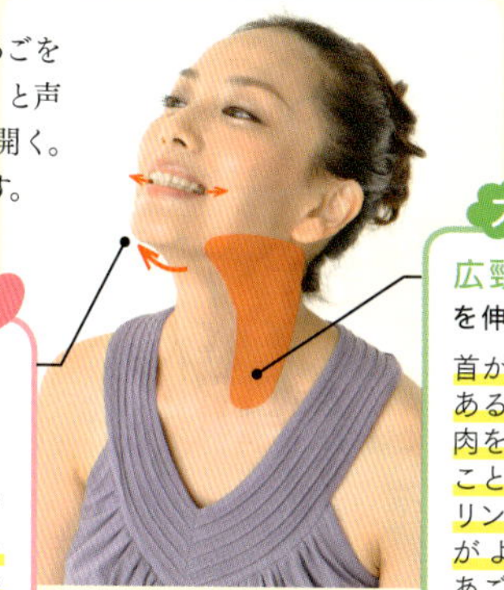

リンパ

口を思い切り横に開きあごを上げると深いリンパが流れる

広頸筋がよくストレッチされ、首周りのリンパがよく流れ、あごのラインがスッキリする。

ストレッチ

広頸筋を伸ばす

首からあごにある大きな筋肉を刺激することで、首のリンパの流れがよくなり、あごや首の老廃物が回収されていく。

2 あごを親指で押し上げる

あごを左右の親指の腹で押し上げて、あごの筋肉をストレッチ。10回繰り返す。

二重あごをなくす

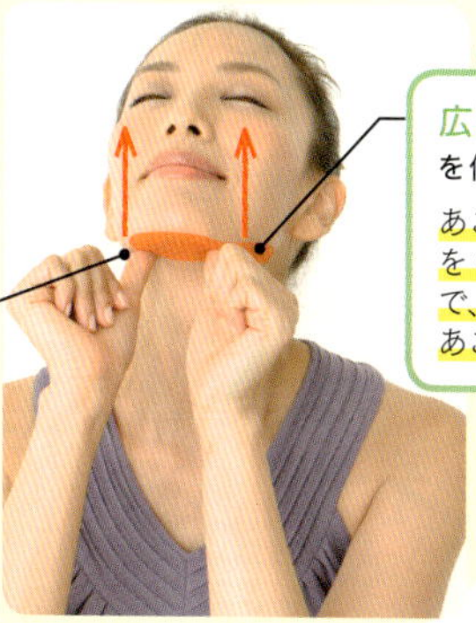

リンパ

ゆっくりと親指で押し上げると深いリンパが流れる

ゆっくりあごを押し上げることで、筋肉が確実に伸び、深いリンパの流れもよくなる。

ストレッチ

広頸筋を伸ばす

あごにある筋肉を伸ばすことで、シャープなあごをつくる。

顔と髪の老化をストップ

抜け毛
白髪

頭皮のリンパマッサージで髪を健康に

リンパがドバッ！と流れる

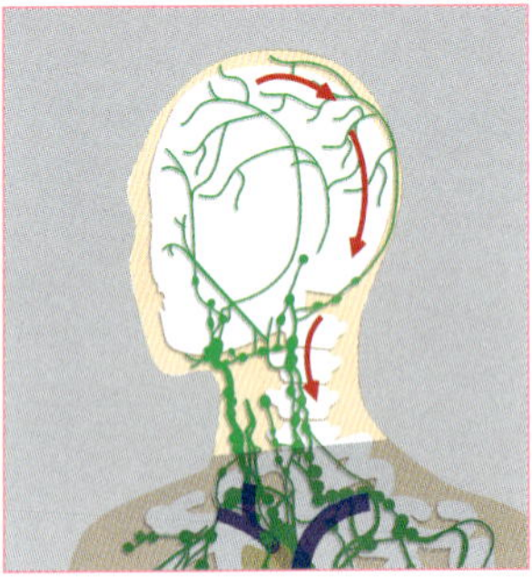

頭
のリンパが流れる

頭部の毛細リンパ管が活性化することで、リンパの流れだけでなく地肌の血行もよくなり、抜け毛や白髪がない髪を保つことができる。

1 耳を包むように指先を置きリンパマッサージ

10セット

気持ちのいいくらいの圧で、地肌をぐりぐりとリンパマッサージする。

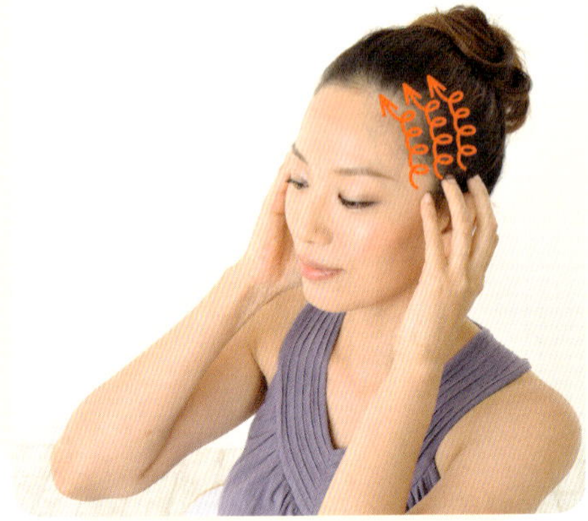

② 耳から頭頂部に向かってリンパマッサージ

耳の上から頭頂部に両指を移動させながら、気持ちのいい、適度な圧でリンパマッサージを行う。

リンパ

指で小さく円を描きながらマッサージする
と浅いリンパが流れる

頭部には浅いリンパがたくさんあり、円を描きながらマッサージすることで広範囲にリンパを刺激でき、流れを促進できる。

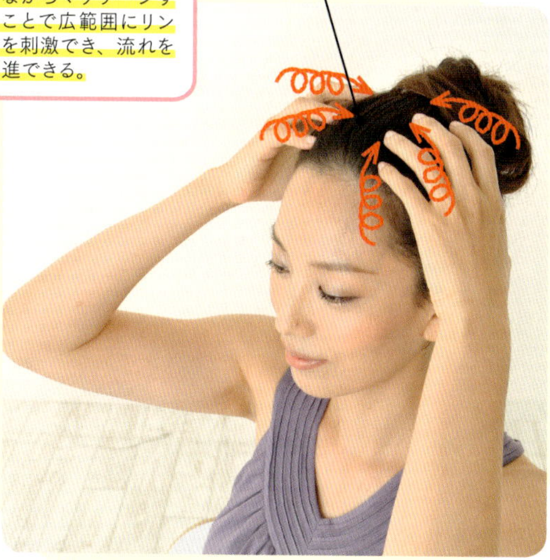

column　毒出しのコツ

頭皮マッサージは髪の健康を守るとともに、顔のたるみやシワにも効果的です。頭の筋肉が衰えるとおでこが下がり、顔全体が下がってしまいます。肌の血行をよくし、ハリのある顔を作りましょう。

気になる部分を
シェイプ

二の腕

腕の裏側を伸ばして二の腕のたるみを解消

筋肉をグッ！とストレッチ

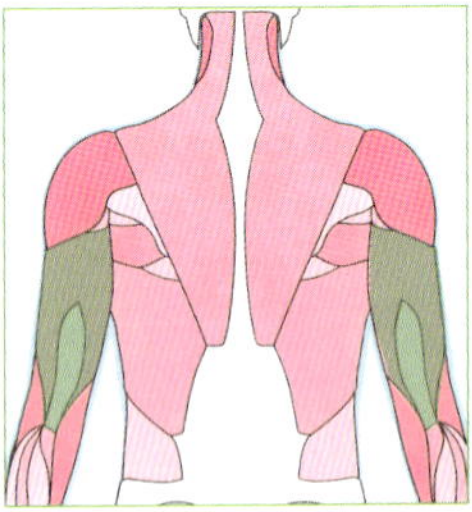

上腕三頭筋
を伸ばす

腕の裏側にある筋肉。ストレッチで腕の筋肉が鍛えられ、リンパも活性化するので、老廃物や余分な水分が排出されていく。

リンパがドバッ！と流れる

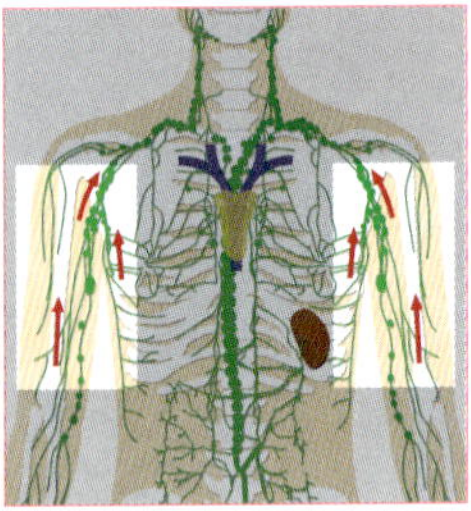

腕
わきの下
のリンパが流れる

リンパが活発になると、老廃物や余分な水分が回収され、二の腕のたるみが改善されて引き締まっていく。

1 右腕を上げて左手で右ひじを横に引く

頭の上に上げた右ひじを、左手でキツイと感じるところまで、横にゆっくりと引っ張る。右手の手先は力が抜けた状態に。

10秒キープ　左右5セット

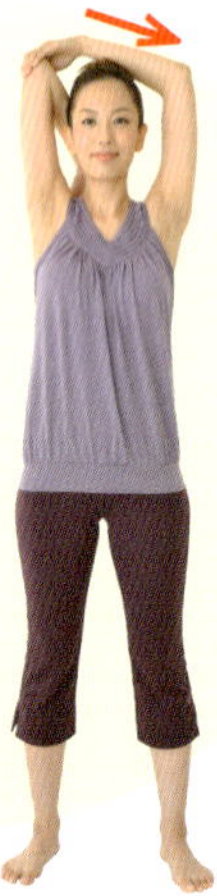

② 体を左側に倒し 右腕の裏側を伸ばす

1の姿勢から、体を左側に倒して右腕の裏側を伸ばし、10秒キープ。反対側も同様に行う。

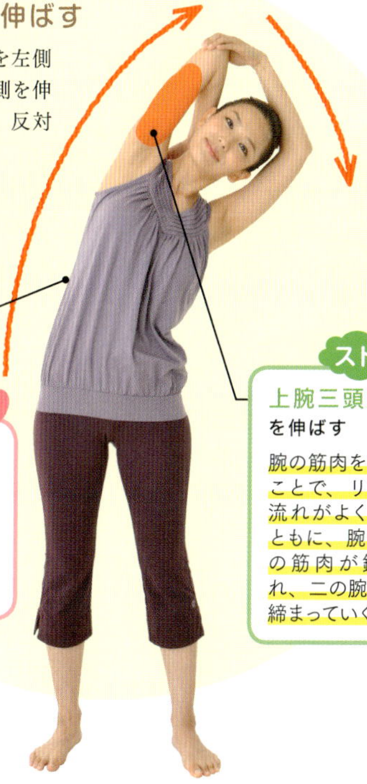

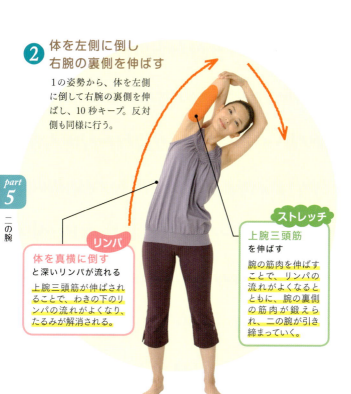

リンパ

体を真横に倒す
と深いリンパが流れる

上腕三頭筋が伸ばされることで、わきの下のリンパの流れがよくなり、たるみが解消される。

ストレッチ

上腕三頭筋
を伸ばす

腕の筋肉を伸ばすことで、リンパの流れがよくなるとともに、腕の裏側の筋肉が鍛えられ、二の腕が引き締まっていく。

1 の後ろから

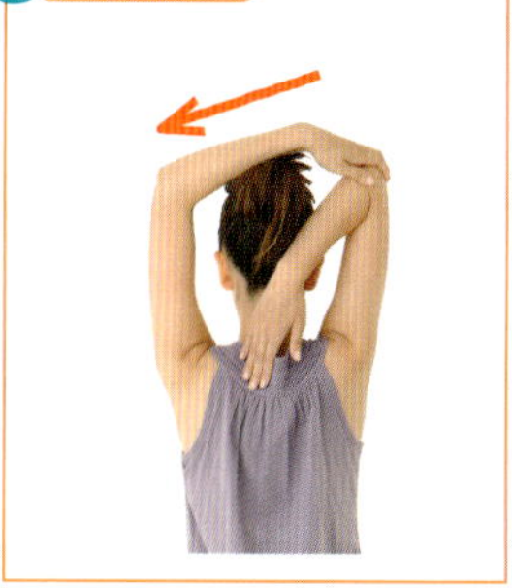

2 の後ろから

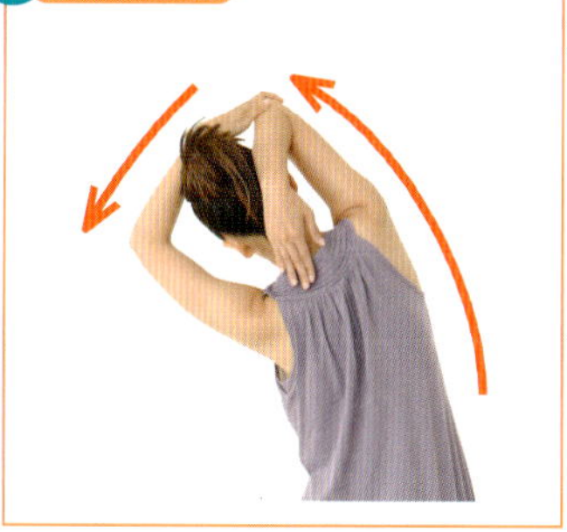

気になる部分を
シェイプ

バスト

手のひらを押し合ってバストアップさせる

筋肉をグッ！と刺激する

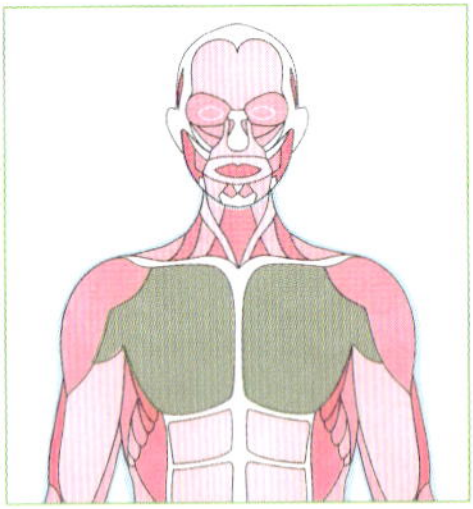

大胸筋
を刺激する

胸の前面にある大きな筋肉に、短時間で大きな負荷をかけて鍛えることで、胸のたるみが解消され、バストアップにつながる。

リンパがドバッ！と流れる

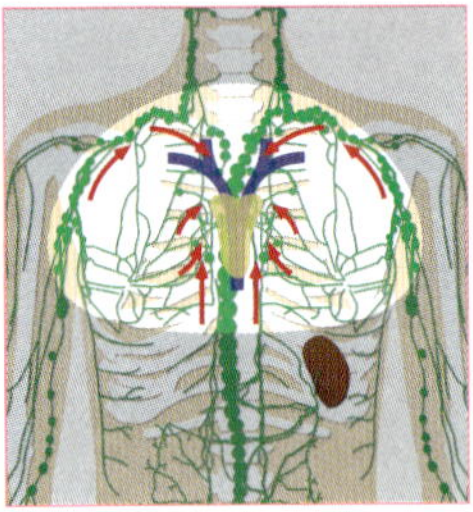

胸
のリンパが流れる

重要な胸周辺のリンパが流れると、老廃物や余分な水分が排出されることで胸元がすっきりし、デコルテラインにもハリが出てくる。

7秒キープ　3セット

1 リラックスしてまっすぐに立つ

背筋をまっすぐにして立つ。目線は前方に向け、軽くリラックス。

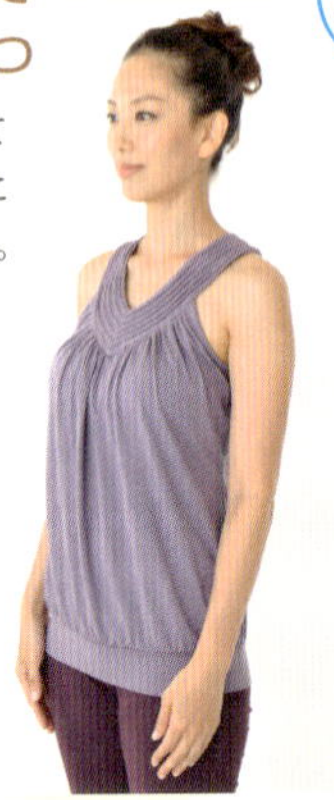

2 手のひらを合わせ ギュッと押し合う

胸の約30センチ前方で左右の手のひらを合わせ、力を込めてギュッと押し合って7秒キープ。

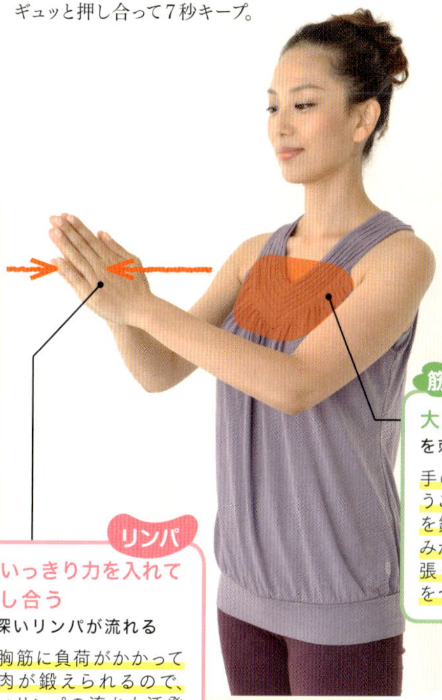

筋肉エクササイズ

大胸筋
を刺激する

手のひらを押し合うことで胸の筋肉を鍛えると、たるみが引き締まって、張りのあるバストをつくる。

リンパ

思いっきり力を入れて押し合う
と深いリンパが流れる

大胸筋に負荷がかかって筋肉が鍛えられるので、深いリンパの流れも活発になる。

column 毒出しのコツ

バストは大小関係なく、筋肉の衰えによって垂れてしまいます。下着でカバーするのではなく、大胸筋を鍛えて根本的な解決を。また、筋肉を作るたんぱく質の摂取も大切です。

ウエスト

上半身をひねって腰にくびれをつくる

筋肉をグッ！とストレッチ

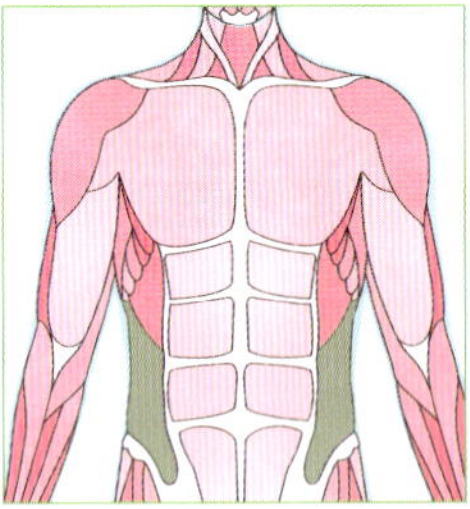

外腹斜筋
内腹斜筋
を伸ばす

表層部の外腹斜筋、深層部の内腹斜筋へのストレッチで、おなか周りの脂肪が燃焼し、ウエストが引き締まる。

リンパがドバッ！と流れる

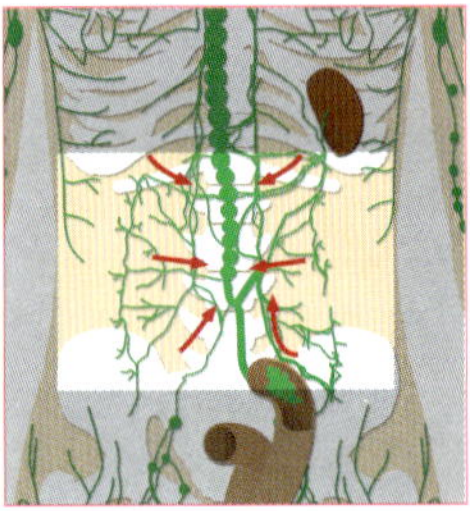

おなか
のリンパが流れる

おなか周りのリンパが活発になると、老廃物や余分な物質が排出されてウエスト周りがスッキリし、腰にくびれがつくられる。

10秒キープ
左右5セット

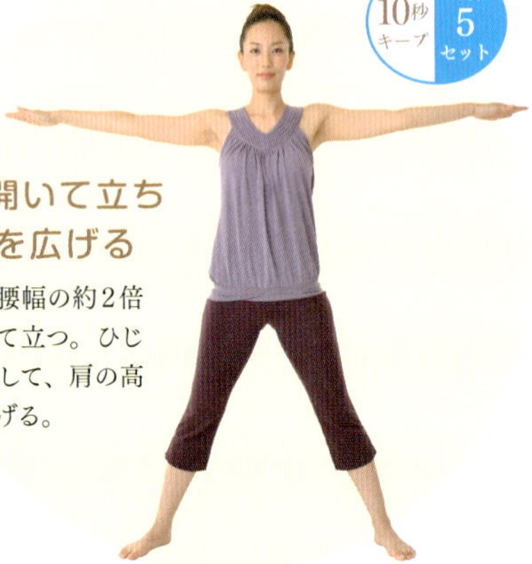

1 足を開いて立ち両腕を広げる

足幅を腰幅の約2倍に開いて立つ。ひじを伸ばして、肩の高さで広げる。

❷ 右手を左足の甲につけ 上半身を左側にひねる

右手で左足の甲をタッチし、上半身を左側にひねる。左腕は上に伸ばし、顔は左手のほうに向ける。体を十分に開いて10秒キープ。

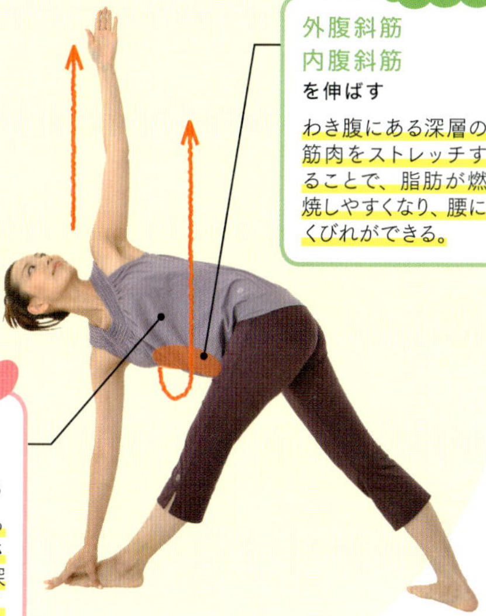

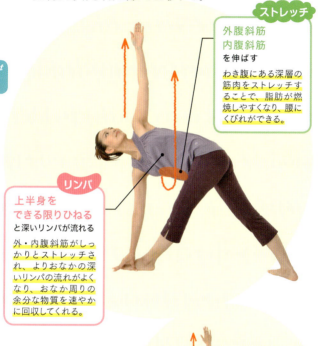

ストレッチ

外腹斜筋
内腹斜筋
を伸ばす

わき腹にある深層の筋肉をストレッチすることで、脂肪が燃焼しやすくなり、腰にくびれができる。

リンパ

上半身をできる限りひねる
と深いリンパが流れる

外・内腹斜筋がしっかりとストレッチされ、よりおなかの深いリンパの流れがよくなり、おなか周りの余分な物質を速やかに回収してくれる。

❸ 左手を右足の甲につけ 上半身を右側にひねる

今度は左手で右足の甲をタッチし、上半身を右側にひねる。右腕は上に伸ばし、顔は右手のほうに向けて10秒キープ。

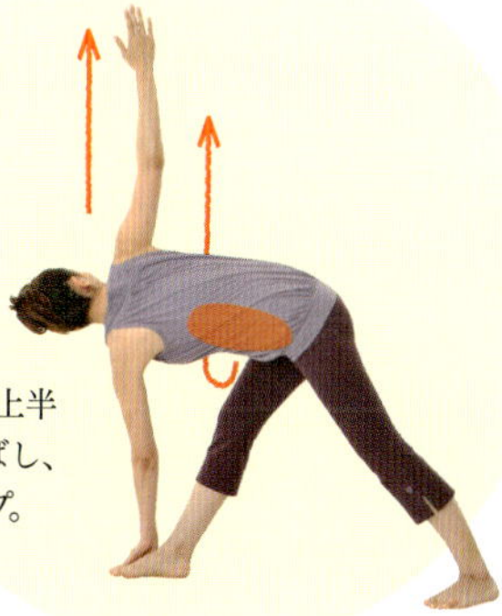

ヒップ①

両足を上げて背中からお尻を引き締める

筋肉をグッ！と刺激する

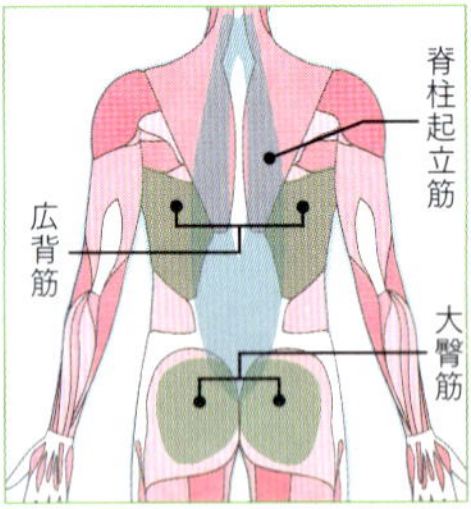

脊柱起立筋
広背筋
大臀筋
を刺激する

背中とお尻のインナーマッスルを刺激することで、余分な脂肪が減っていく。

リンパがドバッ！と流れる

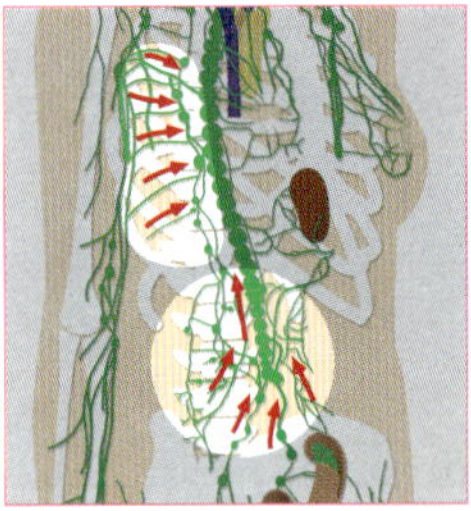

背中
腰
のリンパが流れる

リンパがよく流れると、お尻の引き締め効果がアップ。余分なお肉がなくなりシェイプされたお尻に。

10秒キープ 3セット

1 あごを床につけてうつ伏せになる

うつ伏せになる。あごと手のひらを床につけ、手足の指先をしっかりと伸ばす。

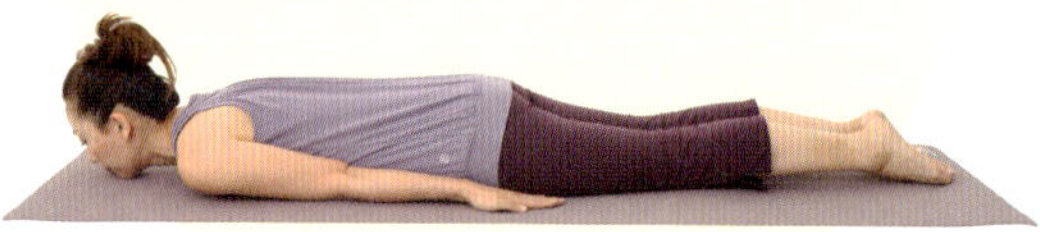

❷ 右足を床につけたまま左足を上げる

右足を床につけた状態で、左足を遠くへ伸ばすようにして上げる。

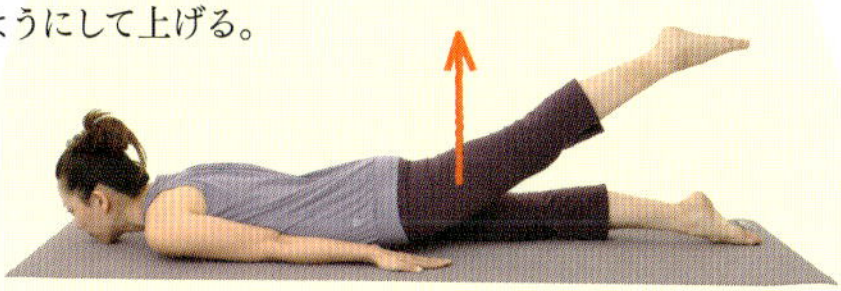

❸ 右足も上げて両足を上げた姿勢でキープ

あごと手のひらを床につけた姿勢のまま、右足も上げて10秒キープ。

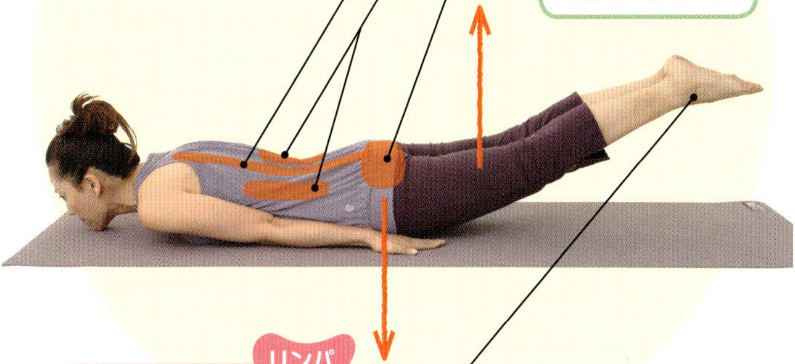

筋肉エクササイズ

脊柱起立筋
広背筋
大臀筋
を刺激する

背中とお尻の筋肉を鍛えることで、脂肪燃焼を促進。引き締め効果が高まり、ヒップラインがシェイプされる。

リンパ

少しでも高い位置で両足を上げる
と深いリンパが流れる

脊柱起立筋、広背筋、大臀筋が刺激を受けると、腰周辺の深いリンパの流れがよくなり、余分な老廃物が回収される。

ヒップ②

お尻の内側から引き締めて形のよいお尻にする

筋肉をグッ！と刺激する

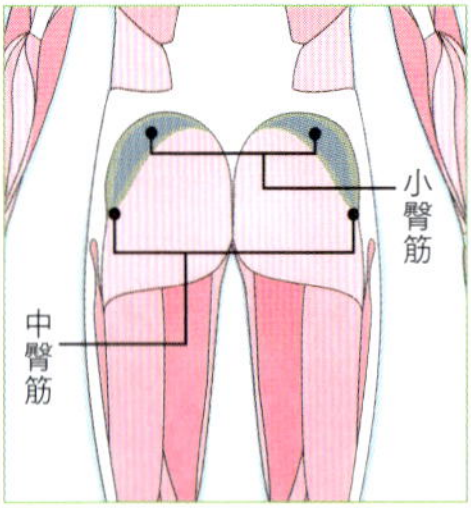

**中臀筋
小臀筋**
を刺激する

深部のインナーマッスルを刺激することで、お尻周辺のリンパの流れがよくなり、脂肪の燃焼も活発になる。

リンパがドバッ！と流れる

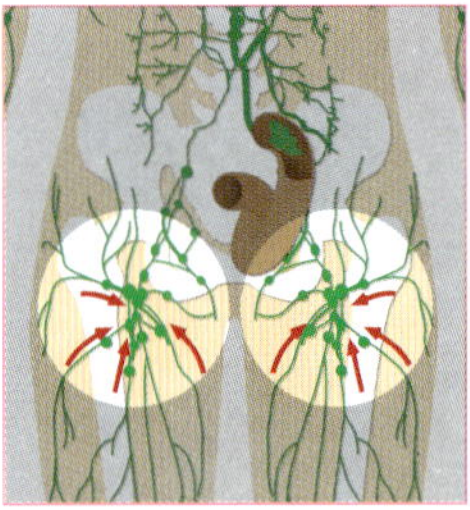

そけい部
のリンパが流れる

お尻や下半身のリンパの流れが活性化して老廃物や余分な水分が排出されるので、形のよいお尻となって、洋ナシ体系も改善される。

10秒キープ　左右5セット

1 左腕を枕にして床に横になる

左ひじを曲げて枕にし、横になる。右の手のひらを胸の前で床につけて支えにする。

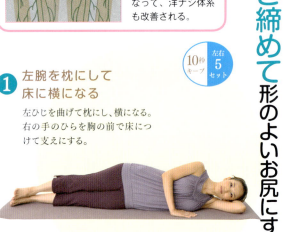

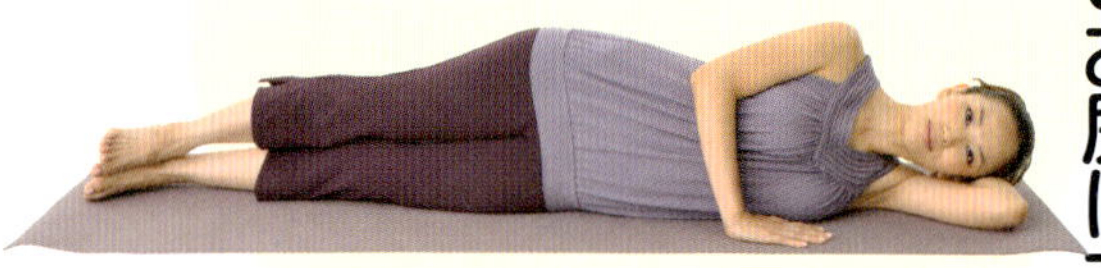

❷ 体を前に傾けずに右足を上げる

右足をキツイと感じるところまで上げて 10 秒キープ。右足首は約 90 度に曲げた状態に。反対側も同様に行う。

リンパ

ひざを曲げずに足をできるだけ高く上げる
と深いリンパが流れる

中臀筋と小臀筋がよく刺激され、お尻の側面や深部のリンパの流れがよくなり、老廃物や余分な水分が排出される。

筋肉エクササイズ

中臀筋
小臀筋
を刺激する

お尻の深部にある筋肉を鍛えることで、内側から引き締めるとともに、お尻の横の広がりを抑える効果もある。

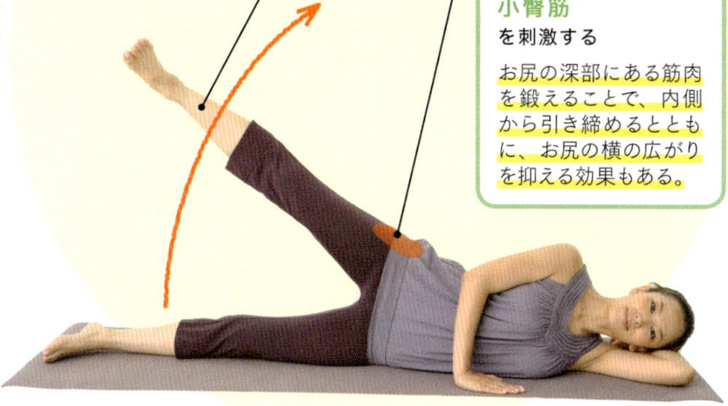

これもオススメ！

お尻周辺の筋肉も鍛えてヒップアップ

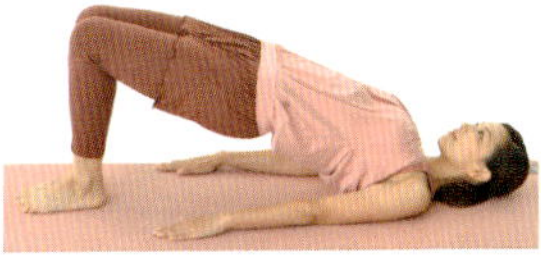

筋肉が衰えて、下がってくると脂肪もつきやすくなり、垂れた大きなお尻にまっしぐら。そうならないための方法はひとつ。しっかり筋肉を鍛えることです。このページのプログラムやP.118のプログラムに加えて、お尻周辺の筋肉にもアプローチしましょう。

→ P.88 のプログラムへ

気になる部分を
シェイプ

太もも

太もも全体を引き締めて美脚になる

筋肉をグッ！と刺激する

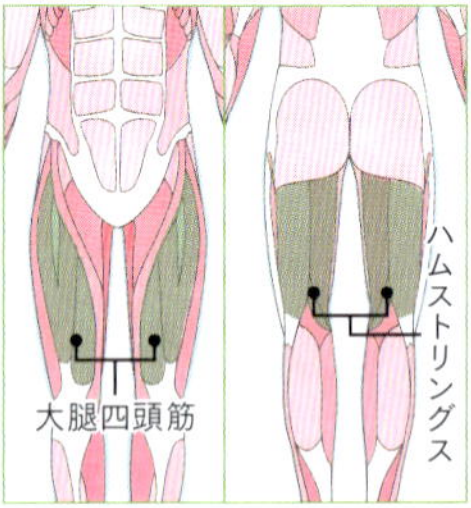

ハムストリングス
大腿四頭筋
を刺激する

太もものたるんだ筋肉が引き締まって形のいいラインをつくることができ、同時にリンパも活性化される。

リンパがドバッ！と流れる

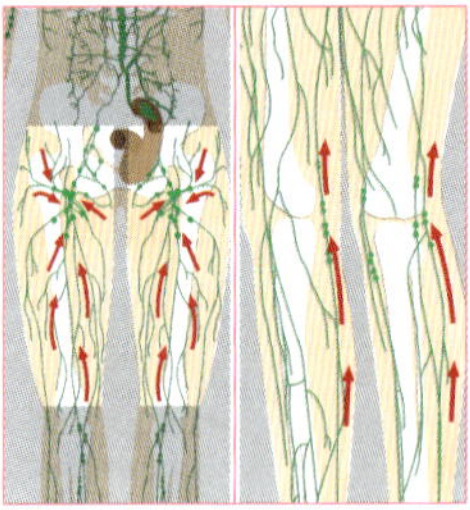

ひざ裏
太もも
のリンパが流れる

リンパの流れがよくなると、太ももやひざ裏にたまった老廃物が排出され、足がシェイプされて美脚になる。

column　毒出しのコツ

太ももの筋肉を鍛えることで得られるメリットは、シェイプアップだけではありません。年を取っていくとあらがえない、ひざの痛みや脳の衰えにも太ももの筋肉は効果を発揮します。健康寿命を延ばすためにも、おすすめのプログラムです。

リンパ

お尻の穴を締めながらひざを回転させる
と深いリンパが流れる

太ももの裏側のハムストリングスが刺激を受けると、太ももからひざ裏の深いリンパの流れが活発になって、老廃物が排出される。

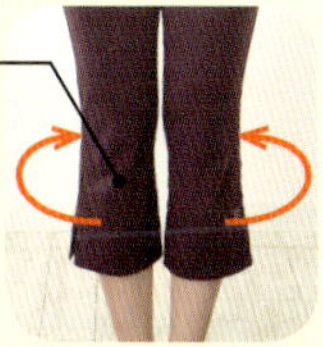

7秒 キープ　3 セット

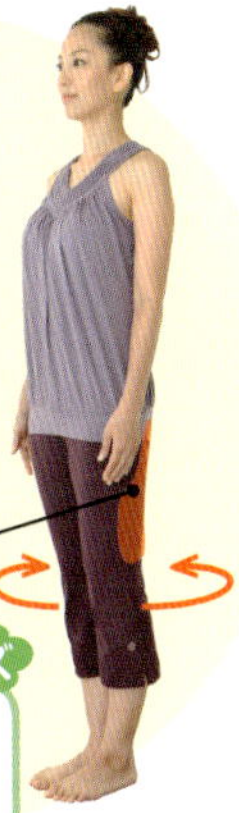

1 ひざを回転させて太ももの裏側を刺激する

足を踏ん張って立つ。足元を固定させながら、力を入れて思いっきりひざを外回りに回転させて、7秒キープ。

筋肉エクササイズ

ハムストリングス
を刺激する

瞬間的に力を入れることで、太ももの裏側が鍛えられるので、引き締まった太ももを実現できる。

2 両足を交差させて上下に力を入れる

椅子に座って両足を交差させて上げる。上の足は下方向に、下の足は上方向に思いっきり力を入れ7秒キープ。足を入れ替えて反対側も行う。

筋肉エクササイズ

大腿四頭筋
を刺激する

瞬間的に力を入れることで、太ももの表側の筋肉が鍛えられるので、引き締め効果が高まる。

7秒 キープ　左右 3 セット

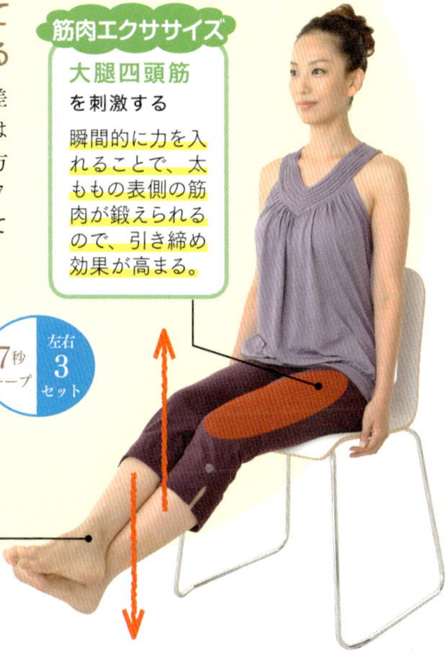

リンパ

思いっきり瞬間的に力を入れる
と深いリンパが流れる

大腿四頭筋がしっかり刺激されると、深いリンパの流れが活性化し、老廃物が回収されていく。

ふくらはぎ
足首

かかとを上げ下げするとひざ下が引き締まる

筋肉をグッ！と刺激する

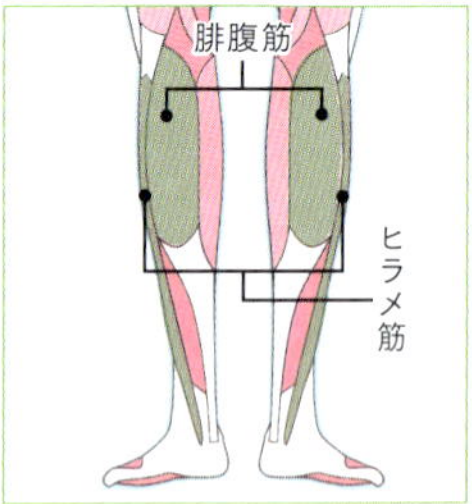

腓腹筋
ヒラメ筋
を刺激する

ふくらはぎや足首の筋肉が引き締まると同時に、深いリンパも活性化されるので、足のむくみも解消される。

リンパがドバッ！と流れる

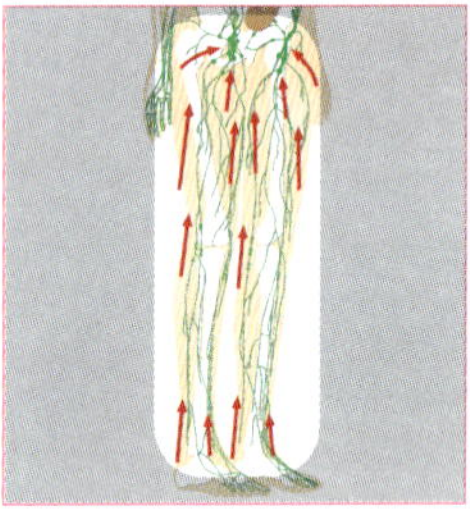

下半身
のリンパが流れる

足全体にたまった老廃物が回収されて、ふくらはぎや足首が引き締まる。むくみや冷えも改善されるので、健康な美脚を実現できる。

5セット

1 かかと同士をつけてまっすぐ立つ

壁に軽く片手をついて体を支え、両足のかかとをつけてまっすぐ立つ。

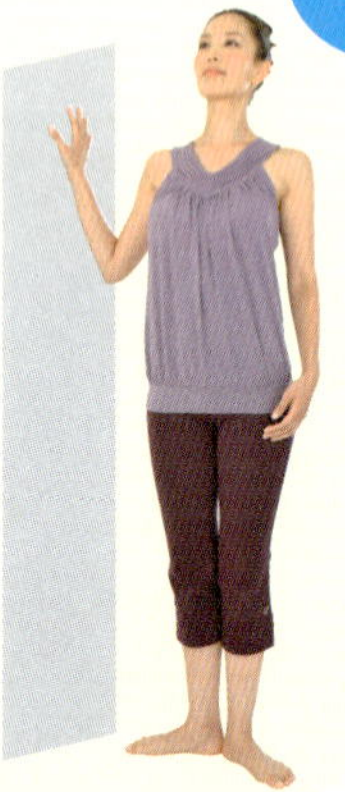

2 かかとを3秒かけて上げ下げする

背筋をまっすぐにしたまま、かかとをゆっくり3秒かけて上げ、3秒かけてゆっくりと戻す。

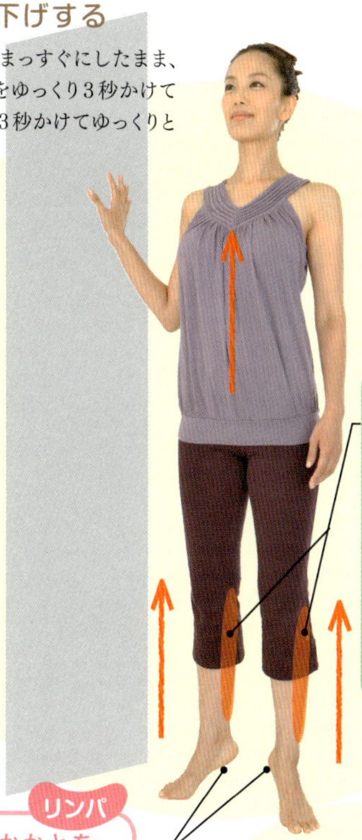

筋肉エクササイズ

腓腹筋
ヒラメ筋
を刺激する

ひざ下のふくらはぎから足首までの筋肉を鍛えることで、深部のリンパが活性化し、筋肉も引き締まってほっそりとしたひざ下になる。

リンパ

ゆっくりかかとを上げ下げする
と深いリンパが流れる

腓腹筋やヒラメ筋を十分に刺激できるので、ひざ裏から足首にかけての深いリンパの流れも、より一層スムーズになる。

point!
かかとをできるだけ高い位置でキープすると、効果が高まる。

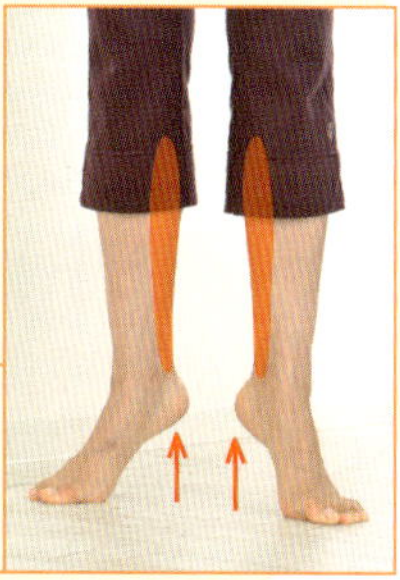

part 6

もっと知りたい！ リンパと筋肉の仕組み

体と心の毒を出すために、リンパや筋肉がどのように関係するのでしょう？
リンパや筋肉の働きを知れば、目的別に効果的なリンパストレッチやリンパマッサージの使い分けができるようになります。
読むだけで毒出し体質に近づく、一生ものの知識を手に入れましょう。

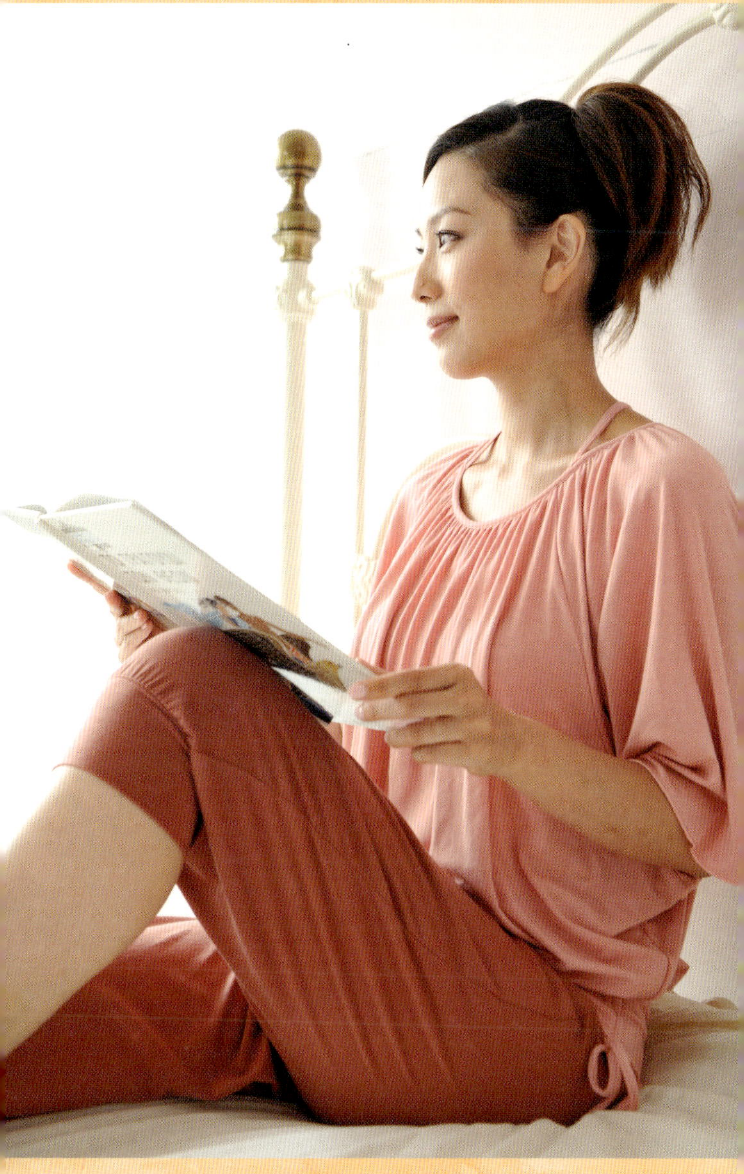

リンパは血管に沿って全身をめぐる

そもそもリンパって何?と思われる方も多いのではないでしょうか? 大まかにいうと、リンパは「リンパ管」「リンパ液」「リンパ節」で構成され、これらをまとめて一般的にリンパ、もしくはリンパ系と呼んでいます。

詳しく説明すると、リンパ管は血管に沿って、全身をめぐっています。その中を流れているのがリンパ液です。手や足の先から出発した細い毛細リンパ管は、他のリンパ管との合流を何度も繰り返し、太いリンパ管になっていきますが、その過程で、血管からしみ出した栄養成分（血漿《けっしょう》）が細胞で使われなかったものを回収します。この血漿が血管からにじみ出ると組織液となり、リンパ管に回収されるとリンパ液となるのです。

つまり、「リンパの働き」とは、血管からしみ出した血漿を心臓に戻してあげることなのです。しかし、リンパ管が血漿を回収するときに、一緒に老廃物や細菌、腫瘍《しゅよう》細胞なども入ってきます。それらを最終的に心臓に送らないためにも、ろ過するフィルターの役目をしているのがリンパ節で、体の要所要所に配置されています。

血管や血液と異なり、リンパ管やリンパ節は無色透明、流れるリンパ液も無色透明です。私たちの体の中では、このようなリンパのネットワークが常に活動しているのです。

全身にネットワークを持つリンパ

リンパ管は、血管に沿って全身をめぐっている。手や足の先から出発した毛細リンパ管は、他のリンパ管との合流を何度も繰り返し、徐々に太いリンパ管になり進んでいく。

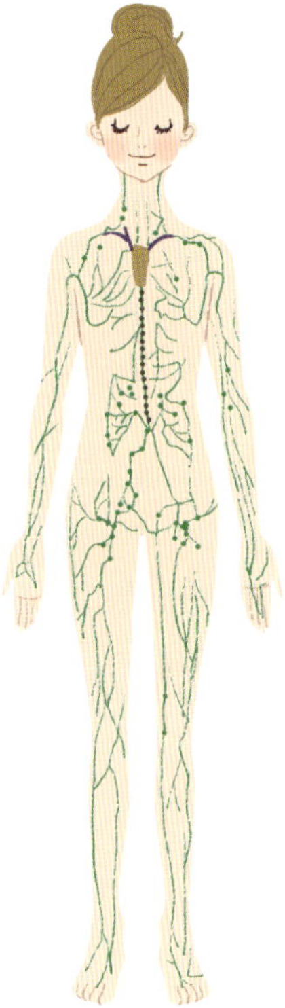

組織液が回収されてリンパ液に

血液中にある血漿（栄養成分）は、血管からしみ出ると組織液となり、リンパ管に回収された後、リンパ液となる。

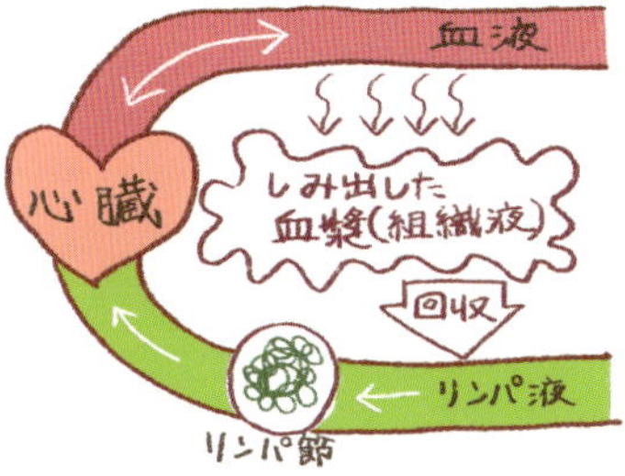

リンパ液は「一方通行」、血液は「循環」

リンパ液と血液は、体の中での流れが大きく違っています。リンパ液は「一方通行」、血液は「循環」です。

血液から見てみましょう。血液のスタート地点は心臓です。心臓のポンプ作用によって送り出された血液は、動脈から毛細血管を通り、体の各組織に栄養素や酸素を運びます。その後、血液は静脈を通り、各細胞で生じた老廃物や二酸化炭素を回収しながら、心臓に戻ってきます。

一方、リンパ液は血液とは異なり、循環せずに、心臓に向かう一方通行です。手や足の先にある毛細リンパ管が、リンパのスタート地点になります。

リンパ液は、血管からしみ出した余分な血《けっ》漿《しょう》（組織液）の回収や細菌などを退治しながら太いリンパ本幹へと流れ、鎖骨下にある鎖骨下静脈と合流し、最終目的地である心臓に流れ込みます。

リンパには血液のような心臓のポンプ機能はなく、リンパ管自体が収縮し、流れを作ります。ただし、リンパ管自体のポンプ機能は、心臓に比べて大変ゆるやかなため、リンパ管の周囲にある筋肉の収縮が重要なポンプ機能の役割をしています。そのため、運動不足だと、リンパの流れは悪くなるのです。

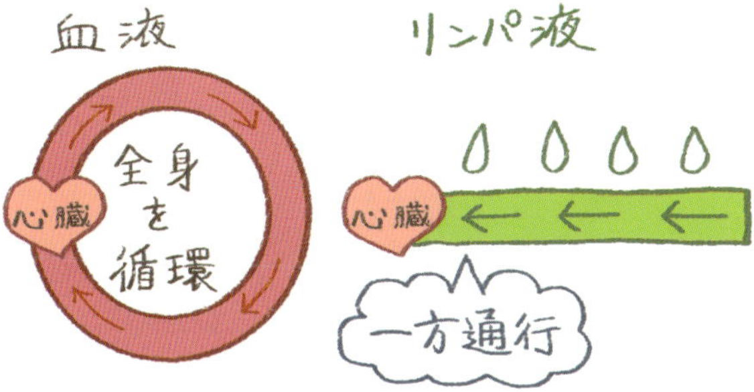

リンパ液と血液の流れの違い

血液は全身を循環しているが、リンパ管を流れるリンパ液は、手や足の先の毛細血管を始点にして心臓に向かって一方通行で進みながら、余分な栄養素の回収、細菌などの退治、老廃物のろ過をしている。

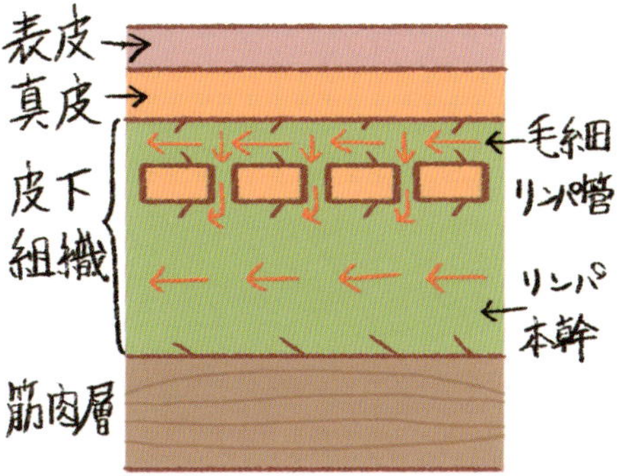

リンパ管自体のポンプ機能はゆるやか

リンパ管にポンプ機能はあるが、その力は非常に弱いため、流れはゆるやか。そのため、リンパ管周辺の筋肉の収縮がリンパのポンプ役になっている。

リンパは毒をろ過するフィルター

リンパの大切な役割に「免疫機能」があります。私たちの体では、体内や血液中に細菌やウイルスが入ると、防衛機能のある白血球がそれらをただちに退治します。

組織液内の細菌などは、組織液と一緒にリンパ管に回収されますが、必ずリンパ節を通るので安心です。なぜなら、リンパ節には最強のリンパ球がいるので、細菌などはリンパ節を通過することができません。そのため、リンパの免疫機能が正常だと、風邪も引きにくくなるのです。

一方、リンパには「浄化機能」もあります。リンパ液には、たんぱく質、脂肪などの栄養素の他に、アンモニア、尿酸などの老廃物も含まれています。これらの老廃物は、リンパ管に回収される際に、栄養素と一緒に入ってきますが、リンパ節を通るたびに、リンパ節の細かなフィルターでろ過され、クリーンにして栄養素だけを心臓へ戻します。

体内には約８００個ものリンパ節があり、中でも頸部《けいぶ》（首）、腋窩《えきか》（わきの下）、そけい部（足の付け根）、膝窩《しっか》（ひざ裏）は４大リンパ節と呼ばれ、リンパ節が集中しています。ぜひ、リンパの免疫機能を高めるためにも、リンパの場所を意識しながら、ストレッチをしてください。

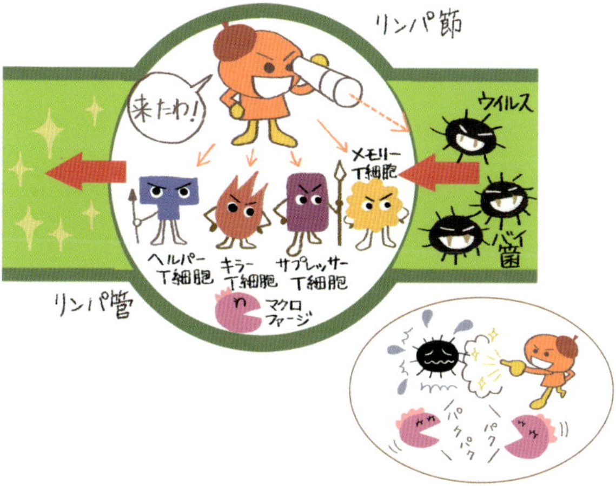

病原体を撃退する免疫機能の大黒柱

リンパ節内で作られたリンパ球は、体内に侵入した病原菌などを撃退し、バイ菌などが体内へ回るのを阻止する。リンパ節では、撃退した病原菌の残骸を食べるマクロファージも作られ、常にクリーンな状態を保つ。

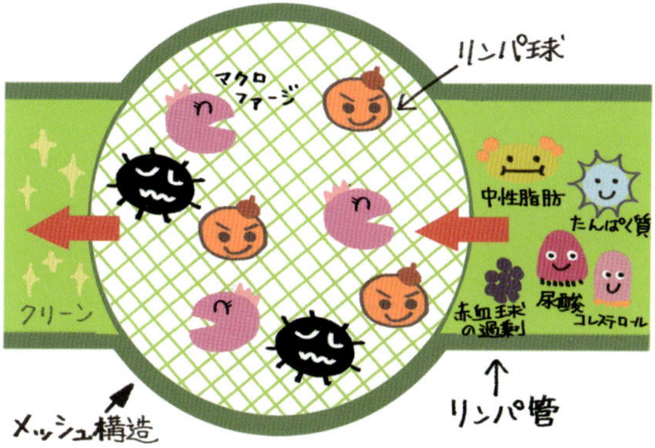

リンパが血液中の老廃物や異物を排出

リンパ液がリンパ節を通るたびに、老廃物や異物はリンパ節にある細かなフィルターで、ろ過され取り除かれる。高度な浄化機能で、リンパ液はクリーンな状態で静脈に入り、心臓へと流れていく。

リンパの流れは左右非対称

リンパのスタート地点は、足先や指先の毛細リンパ管です。毛細リンパ管は皮膚の下、表皮の近くにあります。この毛細リンパ管が何度も、何本も合流することで次第に太くなり、体の深部に入っていき、リンパの中核をなす「リンパ本幹」となります。

ここで重要なのは、リンパは左右同じではなく、右側と左側では違う経路をたどり心臓へと流れ込むことです。「左右非対称」は、リンパの流れの大きな特徴です。

右側のリンパは、右腕と右上半身のリンパが右リンパ本幹に集まり、その後、右鎖骨下静脈に流れていきます。

一方、左側のリンパは、下半身と腹部、腰部、左上半身を受け持ち、かなり広い範囲のリンパを統合しています。その理由は、心臓が左側にあるために、「左右非対称」の形となったといえます。

左側のリンパの始点となるのは、両足先の毛細リンパです。そこから足の付け根のそけい部のリンパ節に集まり、骨盤からのリンパと合流し、腰リンパ本幹となります。腰リンパ本幹は、腸からの腸リンパ本幹と合わさり、さらに太いリンパとなります。最終的には、左リンパ本幹（胸管）を通り、左鎖骨下の静脈角へと流れ込んでいきます。

左リンパの分布域は右側の倍以上ある

左側のリンパ　足先の毛細リンパ管から、おなかや腰周辺のリンパへと流れ、胸管（左リンパ本幹）を通る。その後、左上半身のリンパと合流し、左鎖骨下静脈へと流れ込む。

右側のリンパ　右腕と右上半身から、右リンパ本幹に集まる。その後、右側の鎖骨の下にある右鎖骨下静脈へと流れ込む。

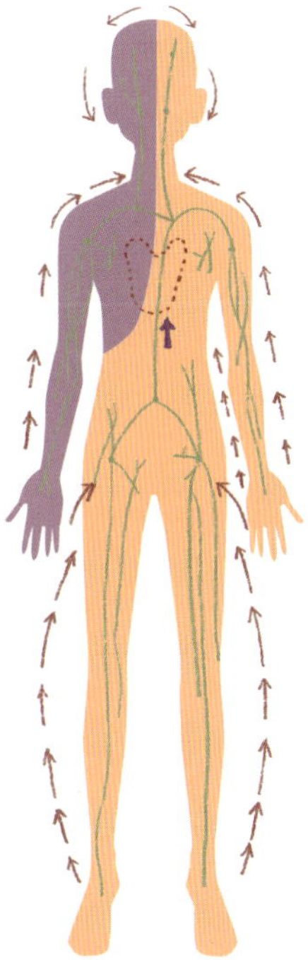

リンパの始まりは毛細リンパ管から

リンパは、手や足の先の毛細リンパ管から始まる。血管に沿うように走る毛細リンパ管が何度も合流し、太いリンパ管となる。毛細リンパ管は、皮膚の2～3mm下にある。

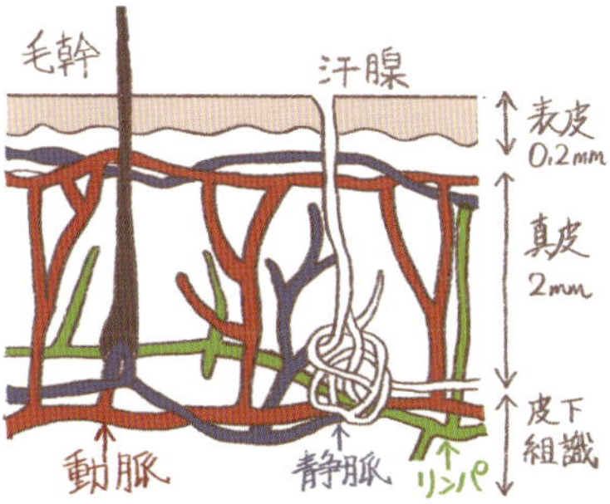

浅いリンパと深いリンパの2種類がある

リンパには2種類のリンパがあります。ひとつは皮膚のすぐ下を流れる「浅いリンパ」、もうひとつは体の深部を流れる「深いリンパ」です。リンパストレッチ&マッサージを行う際に、それぞれの特徴を意識すれば、より効果的なリンパの毒出しが可能になります。

浅いリンパは、皮膚のすぐ下の血管に沿って流れています。腕の内側や太ももなどに、青い血管が透けて見えることがありますが、浅いリンパはそれらの血管に沿って流れています。どちらも皮膚のすぐ下を流れ、血管は皮膚に栄養素を送り、リンパは老廃物を回収していきます。そのため、「美肌」を得るには、浅いリンパにアプローチするリンパマッサージがおすすめです。重要なのは、浅いリンパは皮膚から2～3ミリ下にあるので、弱い圧力でマッサージすること。

一方、深いリンパは体の深部にあります。インナーマッスルといわれる体の深部の筋肉の近くを流れています。そのため、インナーマッスルをストレッチで伸縮させれば、ダイレクトに深いリンパの流れが活性化します。

同時に、インナーマッスル自体の活動代謝も高まるので、周辺のぜい肉や脂肪のシェイプアップ効果が期待できるのです。

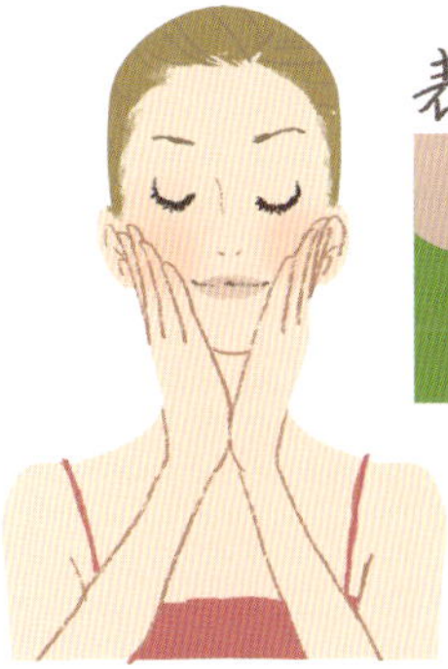

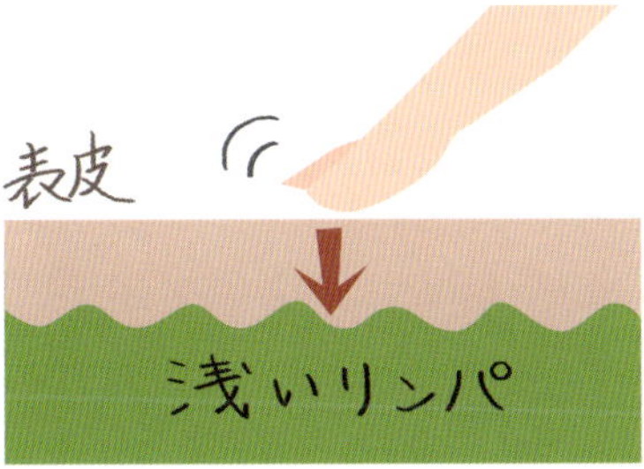

浅いリンパを刺激すると美肌、美容効果に

皮膚のすぐ下の浅いリンパを刺激すると老廃物などが流れやすくなり、シミやくすみ、シワなどを防ぐ美肌効果が期待できる。浅いリンパは、軽くなでるくらいでよい。強すぎる圧力はかえって逆効果。

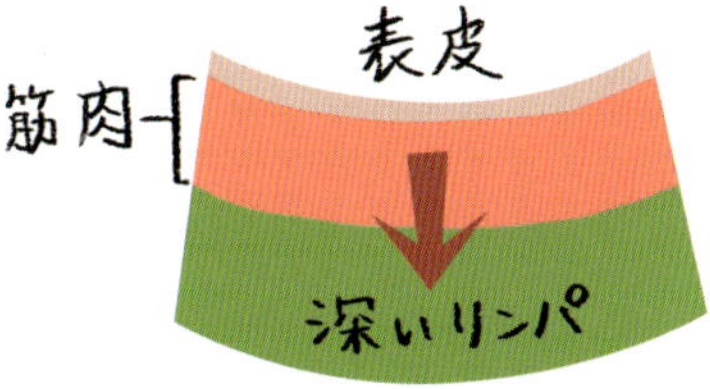

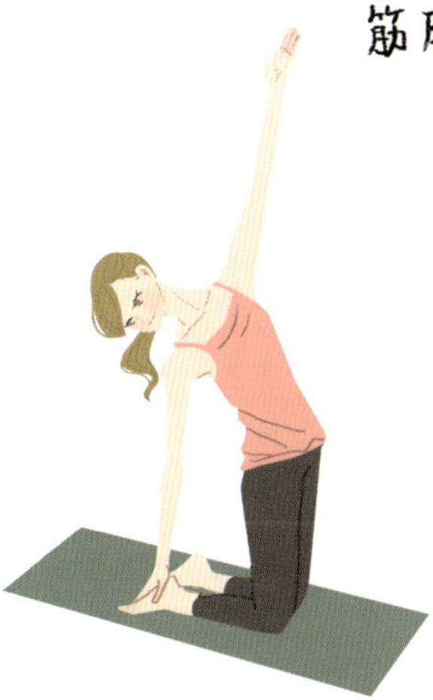

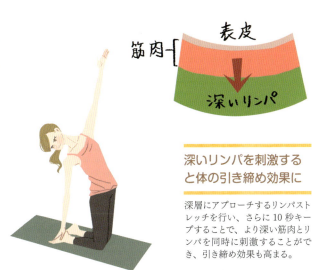

深いリンパを刺激すると体の引き締め効果に

深層にアプローチするリンパストレッチを行い、さらに10秒キープすることで、より深い筋肉とリンパを同時に刺激することができ、引き締め効果も高まる。

筋肉を動かして深いリンパを流す

普段、あまり意識することはありませんが、体の動作は、筋肉の繊維1本1本が合わさって動いています。筋肉を細かく見ていくと、細長い繊維状の筋繊維が束になった筋束《きんそく》、さらに筋束が束になって筋膜《きんまく》で覆われて、筋肉を構成しています。筋肉の端は腱となって骨にくっついて、筋肉の伸縮によって骨が連動して動いています。その結果として体を動かすことができるのです。

また、ほとんどの筋肉が単体では作用せず、複数の筋肉が縦や横、斜めに伸び縮みをすることで、体の複雑な動きを可能にしています。つまり、体が自由に動くのも、このような筋肉の働きによるものなのです。

筋肉は、リンパの流れにも大きく関係しています。P.130でもお話ししたとおり、リンパ管は心臓のようなポンプ機能を持っていないため、筋肉の伸び縮みがリンパ管に圧力をかけることで、リンパ液が流れています。

特にリンパストレッチは、深層部の筋肉であるインナーマッスルを活発に伸び縮みさせるストレッチです。インナーマッスルが伸び縮みすることで、深いリンパの流れがよくなり、体の奥から老廃物を流すことができます。リンパストレッチの高い効果の理由がここにあります。

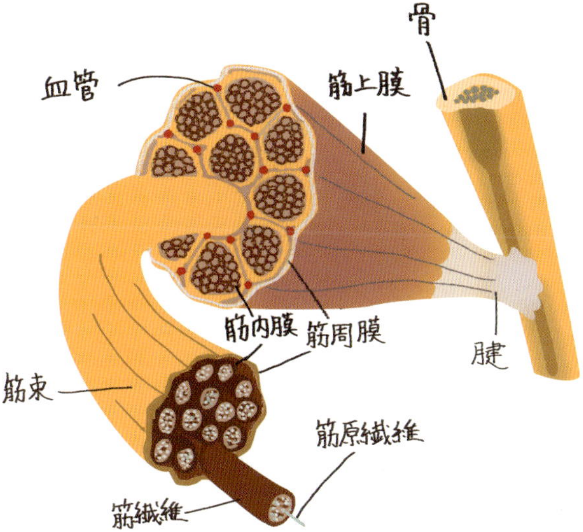

筋肉は何層も重なり複数で連動する

筋肉は何層にも重なり、多くが複数で連動し、体の複雑な動きを可能にしている。また、筋繊維は長さが 2 ～ 3cm、直径 0.05mm と非常に細く、さらに細い筋原繊維群からできている。

筋肉の収縮により深いリンパは流れる

リンパ管は心臓のようなポンプ機能は持っておらず、リンパ液は筋肉の伸縮によってかかる圧力で流れる。筋肉へのアプローチが、リンパの流れを決める重要なポイント。

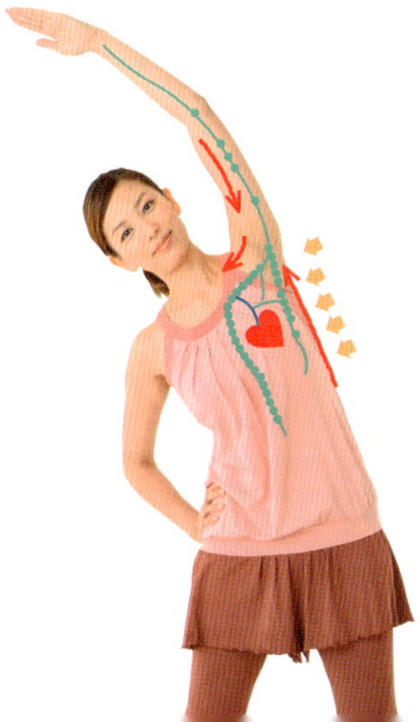

赤筋《せっきん》と白筋《はっきん》の2種類の筋肉がある

筋肉には2つの種類があるのをご存知でしょうか？　骨の近くにある深層部のインナーマッスルと、体の表面近くにあるアウターマッスルの2つです。インナーマッスルは別名を赤筋《せっきん》、アウターマッスルは白筋《はっきん》と呼ばれています。

赤筋は持久力に優れ、繰り返しの運動をしても疲れないスタミナ型の筋肉です。継続した運動に向くため、「遅筋《ちきん》」とも呼ばれます。

一方、白筋は瞬発力に優れた筋肉です。持久力はないものの短距離走など瞬間的に大きな力を出す特質があるため、「速筋《そっきん》」とも呼ばれます。

運動をすると、筋肉の細胞中にあるミトコンドリアが酸素を取り込んで、エネルギーを作り出していきます。その際、白筋はミトコンドリアが少ないため、無酸素でも燃焼できるブドウ糖をエネルギー源としています。

一方、赤筋はミトコンドリアが多いので、酸素を取り込みながら長時間の運動が可能です。また、赤筋は脂肪をエネルギー源とするため、より多くの脂肪を消費します。

リンパストレッチは、おもに赤筋の特質を生かし、ゆっくりと脂肪を燃焼していくストレッチなので、毒出しにはもちろん、ダイエットにも大変有効なのです。

赤筋は繰り返し運動に強い

赤筋は繰り返しの運動に適したスタミナ型の筋肉。酸素を蓄えるミオグロビンというたんぱく質が多く、赤色をしている。ミトコンドリアも多いため、酸素を取り込みながら持続的に活動できる。

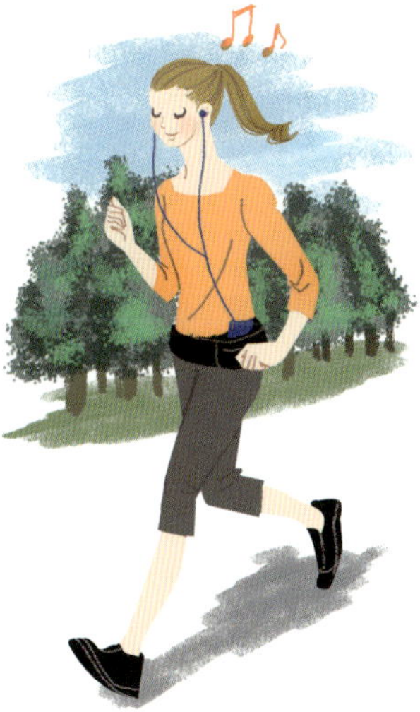

白筋は瞬発力に優れる

白筋は瞬発力に優れた筋肉。酸素を蓄えるミオグロビンが少なく、白色をしている。ミトコンドリアが少ないので、酸素を必要としないブドウ糖をエネルギー源としている。

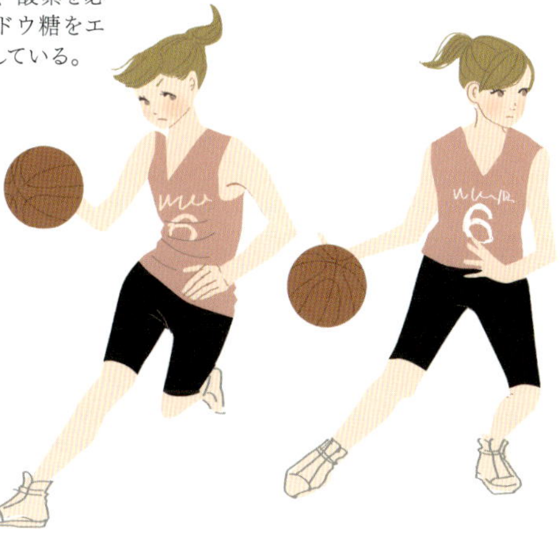

赤筋をストレッチして毒出し！

リンパストレッチで最大限の効果を出すには、筋肉を可能な限り、ギリギリまで伸ばし切ることです。ゆっくり伸ばしていきながら、「これ以上は伸びない」と感じるところまで伸ばし、10秒間それを保つことが効果的なリンパストレッチ法です。10秒間キープすることで赤筋《せっきん》がしっかり伸び、深いリンパの流れも格段によくなります。

前述（P.140参照）したように、赤筋はミトコンドリアが多く、酸素を取り込みながら脂肪を燃焼し、エネルギーに変えていきます。継続的なリンパストレッチを行うことで、体の深部に蓄積された老廃物が排出されるだけでなく、余分な脂肪が燃焼され、引き締まった体を作ることができます。

さらに、リンパストレッチをより効果的にするためには、呼吸を意識しましょう。息をゆっくり吐きながら行うと、副交感神経が働き、リラックス効果を高め、筋肉も伸びやすくなります。

また、リンパストレッチ中に筋肉を緊張させないためには、なるべく寝る、座るなどの安定したフォームも大切になります。

立って行うリンパストレッチでは、足幅を広く取ったり、壁に手をついたりすると、安定感がより高まります。

伸ばした状態で10秒キープがポイント

「これ以上伸びない」と感じる状態まで伸ばし、そのままの状態を10秒間キープする。まだ筋肉に伸びる余裕がある状態では、深いリンパにまでアプローチできない。

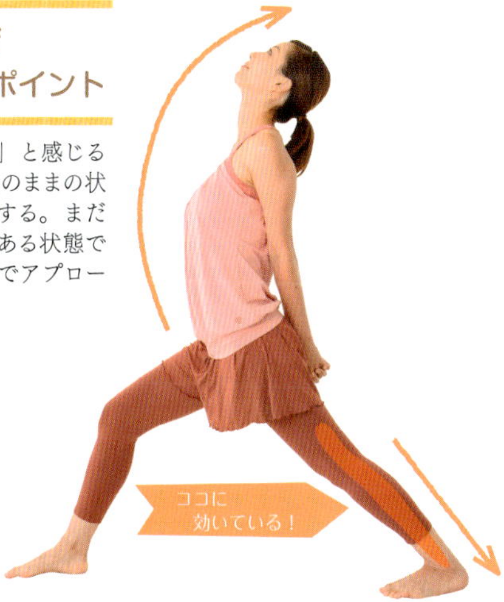

テコの力を利用して小さな力で大きな効果を

短時間で効果的なストレッチにするために、「テコの原理」を利用する。伸ばしたい関節からできるだけ離れたところを持つと、小さな力で大きな効果を生み出す。

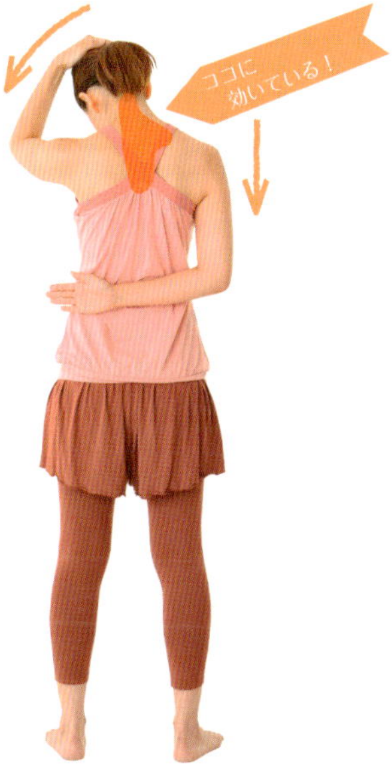

赤筋を動かして心の不調を解消

リンパストレッチを行うと、脳内に存在するホルモン・セロトニンの分泌が活性化します。セロトニンには精神を安定させる働きがあり、イライラや不安の原因となる、ノルアドレナリンの過度な分泌を正常にコントロールします。

このセロトニンの分泌を活発にするには、おなかの腹直筋や背中の脊柱起立筋、太ももの大腿四頭筋など、姿勢を保つための「抗重力筋群」を動かすことが有効です。抗重力筋群を動かせば、セロトニンの分泌が活性化して気分がスッキリし、元気になります。

抗重力筋群はおもに赤筋《せっきん》で構成されているので、リンパストレッチで赤筋をしっかりと動かし、セロトニンの分泌を活性化すれば、不安や心配の原因となる神経伝達物質・ノルアドレナリンの過剰分泌を抑えることができます。

また、リンパストレッチをすれば、自律神経も整えられ、不調の改善につながります。自律神経は交感神経と副交感神経の2つに分かれますが、リンパストレッチで筋肉の収縮と弛緩を繰り返すことで、交感神経も副交感神経も刺激されて自律神経が安定します。心の状態も穏やかになることでしょう。

疲労の蓄積やストレスが不安やうつを呼び込む

ささいなことでイライラや不安が続くようなら、心身ともに疲れがたまっている証拠。本格的なうつになる前に、リンパストレッチでセロトニンの分泌を活性化させて、心の状態を改善。

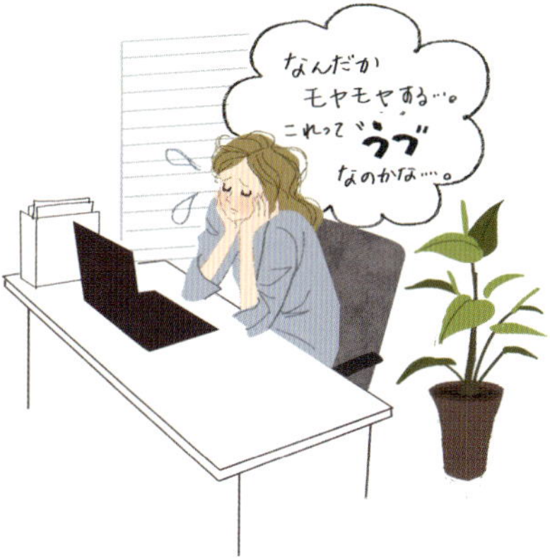
なんだか
モヤモヤする…。
これって ゔづ
なのかな…。

セロトニンを増やして健康美人に

重力に対して姿勢を保つための筋肉群を抗重力《こうじゅうりょく》筋群《きんぐん》といい、この筋肉を動かすとセロトニンの分泌が活性化される。セロトニンの分泌が活性化すると、より背筋が伸び、顔もキリッと引き締まる。

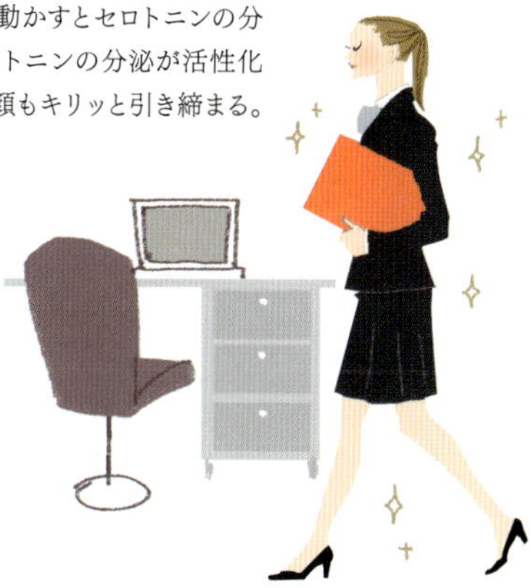

時間別プログラム

睡眠中にたまった毒を出す！ 朝のリンパケア

一日の始まりを、さわやかな気持ちで迎えたいけれど、何だかスッキリしない……。それは、顔のむくみが原因です。睡眠中は、リンパのポンプ機能を果たす筋肉の動きが少ないため、リンパも滞りがち。体の中では、昨日から持ち越しの疲労物質はもちろん、睡眠中に自然に出てくる老廃物や水分もたまります。朝は顔や首、上半身を中心に、睡眠中にたまった「毒」をしっかりと流しましょう。

耳の下のリンパ節周辺は重要なリンパの通り道です。フェイスラインを中心にリンパを流していけば、顔がシャープになり、表情も明るくなります。

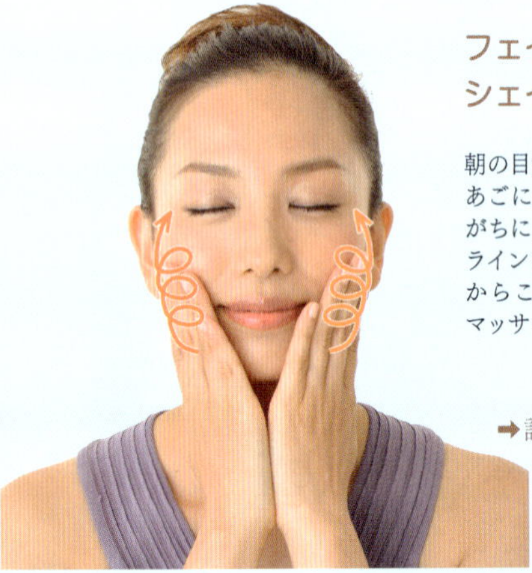

フェイスラインをシェイプアップ

朝の目覚めとともに、目元や頬、あごにかけてのラインがむくみがちに。スッキリとしたフェイスラインを取り戻すために、あごからこめかみにかけてリンパマッサージをしていきましょう。

➡詳しくは106ページ

メイクで隠せない
あごのたるみをスッキリ

年齢が表われやすいあごのたるみや首のシワは、首周辺のリンパストレッチで改善。首からあごにかけての筋肉が、しっかりと伸びていることを意識して行いましょう。

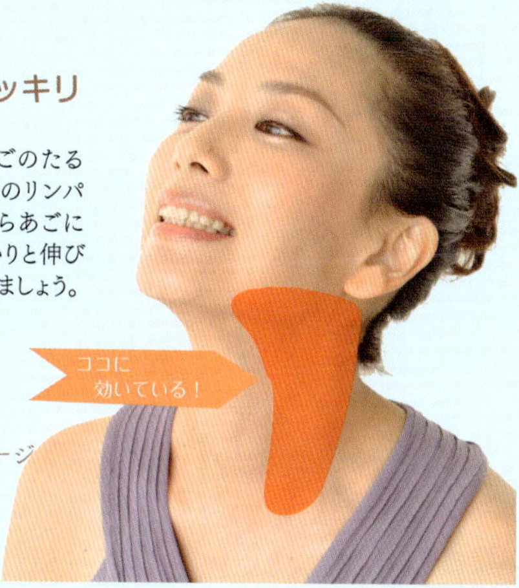

➡詳しくは108ページ

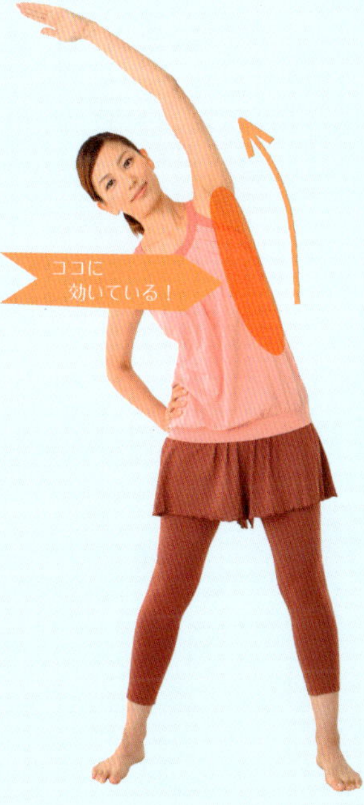

わきの下から、わき腹
周辺をリンパストレッチ

朝、体が何となく重く感じる人も多いはず。そんなときは、洋服に着替える前に、わきの下から、わき腹周辺をリンパストレッチで動かし、全身のリンパの流れと血行を改善していきます。

➡詳しくは40ページ

時間別プログラム

わずかな時間で運動不足を解消！

昼のリンパケア

自分のデスクに座り、パソコンの電源を入れてメールをチェック……。気づけば、さっきいれたはずのコーヒーもすっかり冷めてしまい、いつの間にかお昼に……。最近そんな日が多くありませんか？

運動不足が続けば、当然リンパの流れも悪くなってしまいます。腰周りのダルさや疲れ、首や肩のコリだけでなく、自律神経にも影響して、仕事の能率も落ちてきます。そこで、休憩時間に行うリンパストレッチは、忙しいあなたの味方です。体と心のパワーアップのために、わずかな時間にスッキリさせましょう。

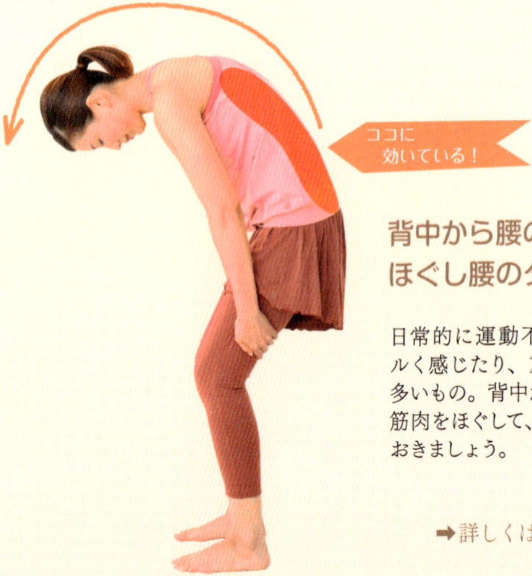

背中から腰の筋肉をほぐし腰のダルさを解消

日常的に運動不足だと、腰がダルく感じたり、重く感じることが多いもの。背中から腰にかけての筋肉をほぐして、腰痛対策をしておきましょう。

➡詳しくは78ページ

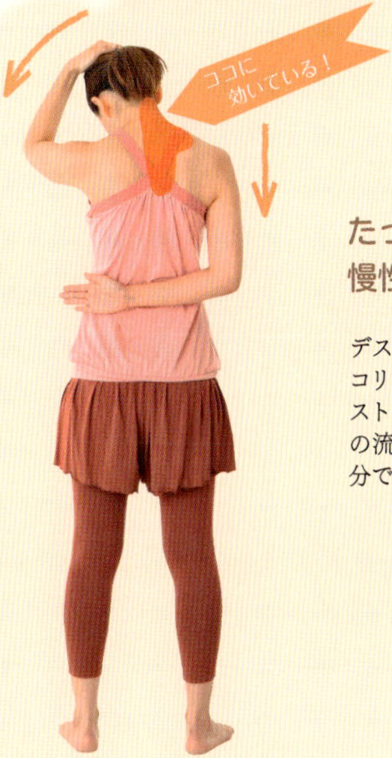

たった１分で
慢性的なコリを和らげる

デスクワークで首や肩に慢性的なコリを感じていませんか。リンパストレッチで、首から肩のリンパの流れをよくしましょう。たった１分で、首、肩がスッキリします。

➡詳しくは72ページ

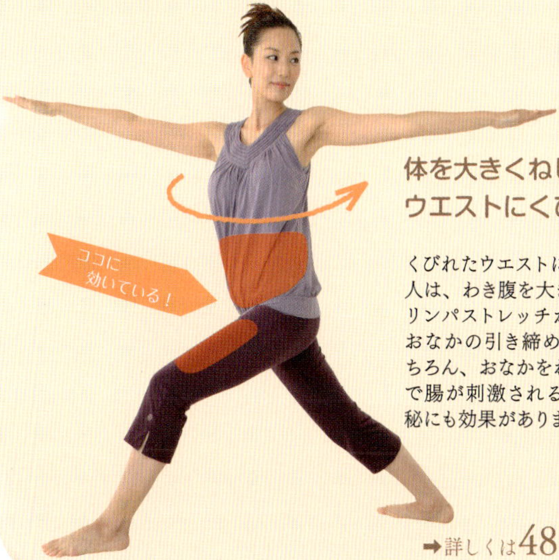

体を大きくねじって
ウエストにくびれを

くびれたウエストになりたい人は、わき腹を大きくねじるリンパストレッチがお勧め。おなかの引き締め効果はもちろん、おなかをねじることで腸が刺激されるので、便秘にも効果があります。

➡詳しくは48ページ

時間別プログラム

今日１日の体と心の毒を流す！

夜のリンパケア

体も心も目一杯頑張った一日の終わりには、リンパストレッチで心身ともにリラックスしましょう。お風呂上がりに行えば、筋肉もほぐれているので、リンパがより流れやすくなっています。「少しキツイ！」と思うくらいの力加減を心がけながら、ゆったりとした気分で体を伸ばしていきましょう。

おなか周りのリンパを刺激すると、翌朝には気持ちのよいお通じも期待できます。昼間から続くイライラや不安などでなかなか眠れない人も、リンパストレッチ後の適度な疲労感から、寝つきがよくなります。

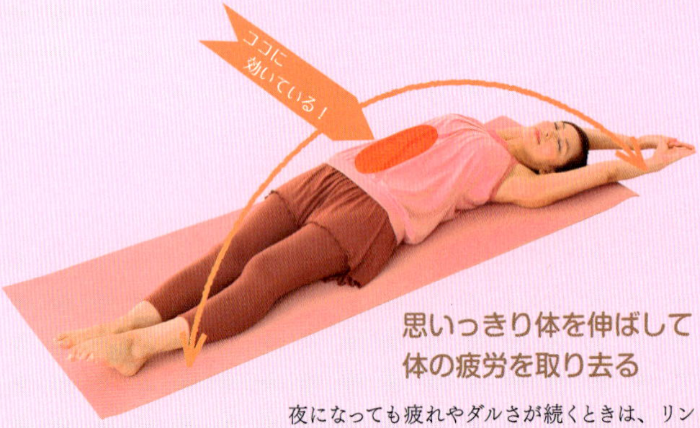

思いっきり体を伸ばして体の疲労を取り去る

夜になっても疲れやダルさが続くときは、リンパの重要拠点・おなかのリンパの流れをよくしましょう。体全体の流れがよくなってスッキリし、自律神経も安定します。深く深呼吸をしながら行います。

→詳しくは66ページ

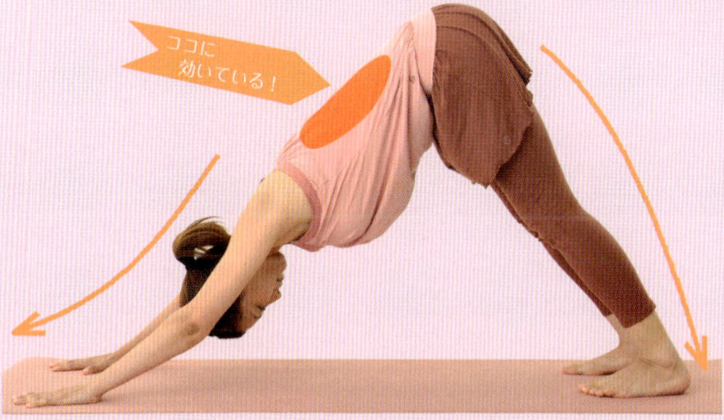

今日の不安やイライラを明日に持ち越さない

➡詳しくは96ページ

腰から背中の筋肉をほぐせば、背中のリンパが刺激され、また、自律神経のバランスもよくなり一石二鳥。不安や緊張からも解放されて心身が穏やかになり、十分な睡眠も期待できるでしょう。

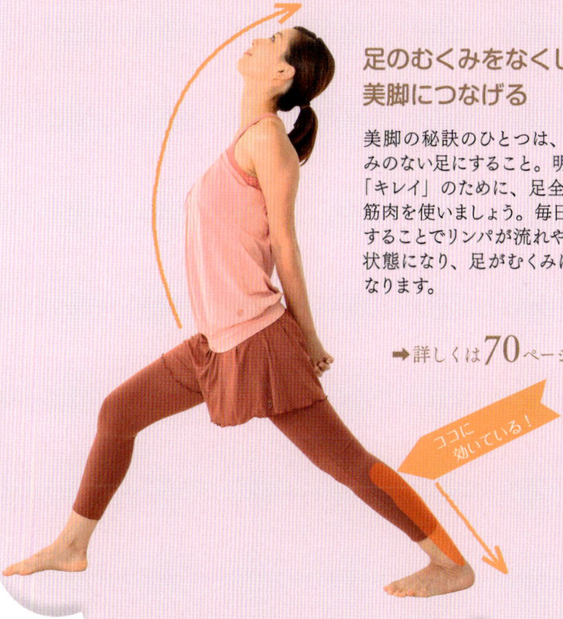

足のむくみをなくして美脚につなげる

美脚の秘訣のひとつは、むくみのない足にすること。明日の「キレイ」のために、足全体の筋肉を使いましょう。毎日ケアすることでリンパが流れやすい状態になり、足がむくみにくくなります。

➡詳しくは70ページ

全身のリンパMAP

前面

①左鎖骨下静脈
胸管（左リンパ本幹）に集まるリンパ液が流れ込む静脈。

②脾臓《ひぞう》
リンパ球や血小板の貯蔵の他、赤血球をリサイクルする働きもある。

③乳《にゅう》び槽《そう》
脚部など、下半身からのリンパ液が横隔膜の下で合流し、太いリンパ管になる部分で、胸管の起点になる。小腸で吸収された脂質と混じるので、白く濁って見えるため（これを「乳び」という）、乳び槽という。

④パイエル板《ばん》
腸壁にあるリンパ節様組織のひとつ。体内に侵入してきた微生物から体を守る。

⑤小腸
食物の消化と吸収を行う。脂質はリンパ管で吸収され、その他の栄養素は、血管が吸収する。

⑥リンパ管
静脈と同様、管の中に弁があるおかげで逆流せず、ひとつの方向に向かうリンパ液の流れを作っている。

⑦右リンパ本幹《ほんかん》
右上半身、右腕、右頭頸部のリンパ液が流れ込むリンパ管。胸管に近い太さがある。

⑧右鎖骨下静脈
右リンパ本幹に集まるリンパ液が流れ込む静脈。

⑨胸腺《きょうせん》
Tリンパ球が成熟する場所で、感染した細胞を見つけて排除する働きがある。

⑩胸管《きょうかん》（左リンパ本幹《ほんかん》）
脚部、腹部、腰部、左上半身、左腕、左頭頸部からのリンパ液が流れ込むリンパ管。

⑪リンパ節
体内に侵入した細菌やウイルスをリンパ球が退治する免疫器官と、老廃物をろ過する浄化器官として働きをもつ。

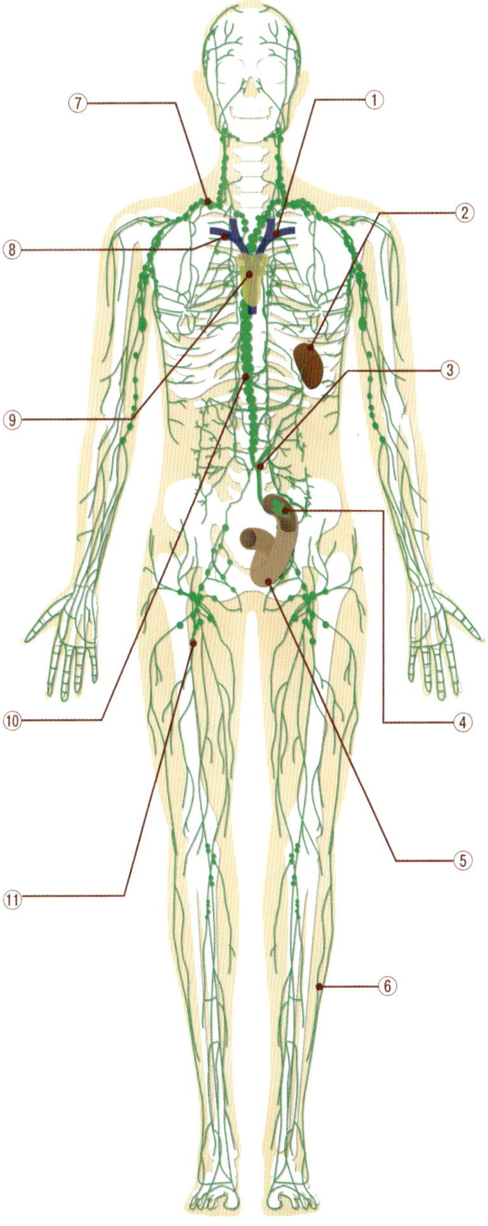
①
②
③
④
⑤
⑥
⑦
⑧
⑨
⑩
⑪

全身のリンパMAP

側面

①顔のリンパ

おもに毛細リンパ管からなり、リンパ液は耳の下を通って首のリンパに流れる。

②首のリンパ（頸部《けいぶ》リンパ節）

顔、頭皮、鼻腔、咽頭のリンパ液が集まる。

③腰のリンパ（腰リンパ節）

胃や肝臓など、腹腔内器官からのリンパ液が集まる。

④そけい部のリンパ（鼠径《そけい》リンパ節）

脚部、腹壁の下部、外陰部組織からのリンパ液が集まる。

⑤頭のリンパ

おもに毛細リンパ管からなり、リンパ液は後頭部を通って首のリンパに流れる。

⑥わきの下のリンパ（腋窩《えきか》リンパ節）

腕や胸壁、上腹部のリンパ液が集まる。

⑦腕のリンパ（肘窩《ちゅうか》リンパ節）

手と前腕からのリンパ液が集まる。

⑧おなかのリンパ（外腸骨《がいちょうこつ》リンパ節）

下腹部にある内臓からのリンパ液が集まる。

⑨ひざ裏のリンパ（膝窩《しっか》リンパ節）

ひざの後ろ側にあり、下腿（かたい／ひざから足首）と足からのリンパ液が集まる。

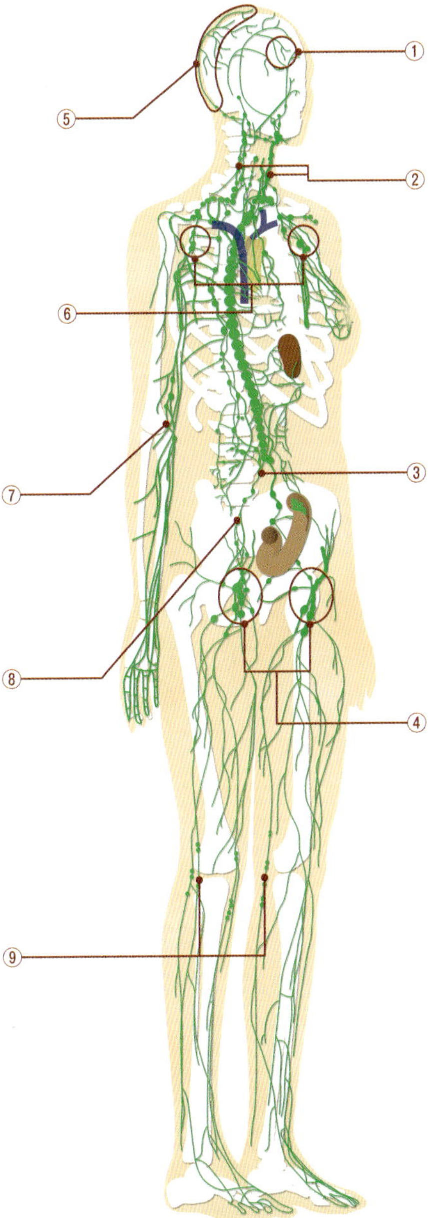
①
⑤
②
⑥
⑦
③
⑧
④
⑨

全身の筋肉MAP

前面

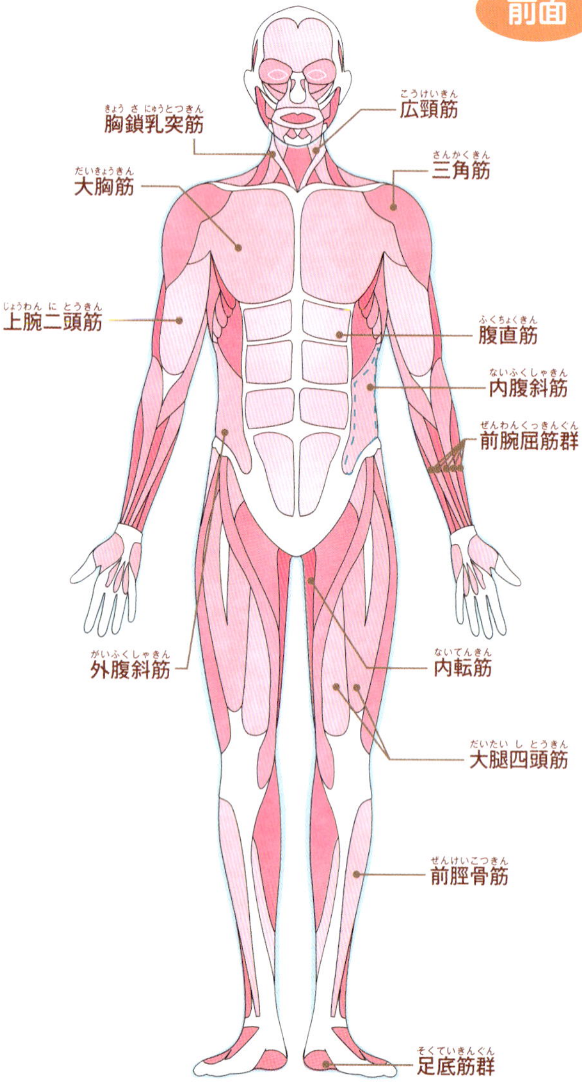
広頸筋《こうけいきん》
胸鎖乳突筋《きょうさにゅうとつきん》
三角筋《さんかくきん》
大胸筋《だいきょうきん》
上腕二頭筋《じょうわんにとうきん》
腹直筋《ふくちょくきん》
内腹斜筋《ないふくしゃきん》
前腕屈筋群《ぜんわんくっきんぐん》
外腹斜筋《がいふくしゃきん》
内転筋《ないてんきん》
大腿四頭筋《だいたいしとうきん》
前脛骨筋《ぜんけいこつきん》
足底筋群《そくていきんぐん》

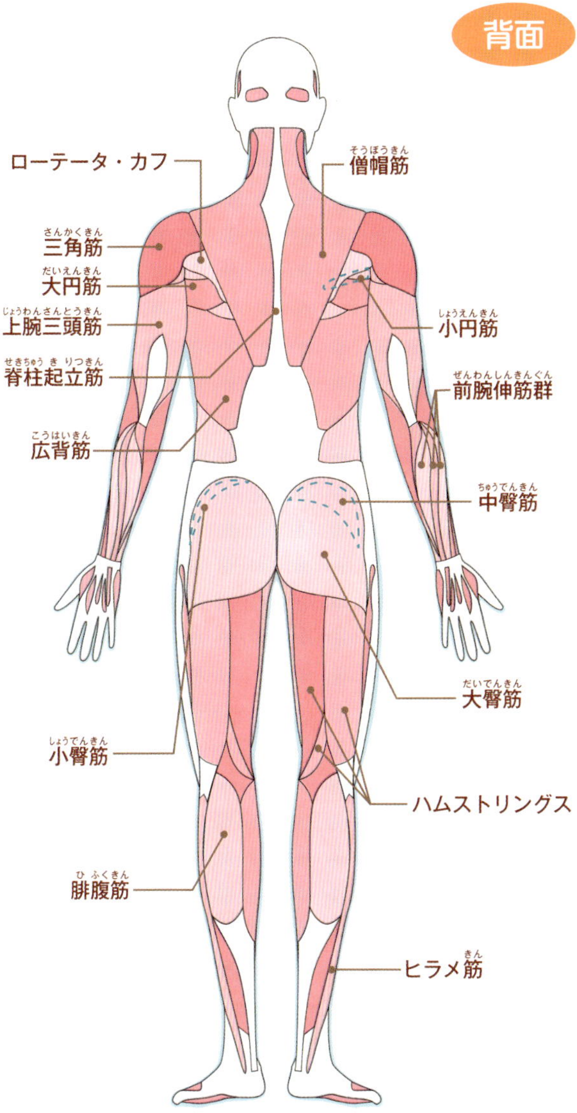
背面
ローテータ・カフ
僧帽筋《そうぼうきん》
三角筋《さんかくきん》
大円筋《だいえんきん》
上腕三頭筋《じょうわんさんとうきん》
小円筋《しょうえんきん》
脊柱《せきちゅう》起立筋《きりつきん》
前腕伸筋群《ぜんわんしんきんぐん》
広背筋《こうはいきん》
中臀筋《ちゅうでんきん》
大臀筋《だいでんきん》
小臀筋《しょうでんきん》
ハムストリングス
腓腹筋《ひふくきん》
ヒラメ筋《きん》

Studio Salon Academy Information

- リンパストレッチ®教室
- Organic Salon Kato
- JHT 日本ホリスティックセラピストアカデミー

加藤雅俊から直接学べるセミナーを随時開催
http://www.jht-ac.com

スタジオ
サロン
アカデミー
紹介

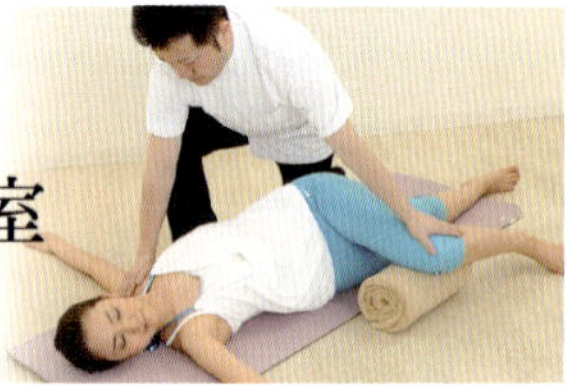

リンパストレッチ®教室

加藤雅俊が直接教える ストレッチ教室

加藤雅俊が自ら教える、美容と健康のためのストレッチ教室。美しい体づくりや美肌をつくるプログラムの他、冷えやむくみ、腰痛、肩コリなどの不調改善など、あらゆる要望にお応えします。レッスンはすべてマンツーマンで行い、一人ひとりに合わせたプログラムを構成するため、体の硬い方や普段運動しない方でも安心してご参加いただけます。ホリスティックセラピストでもある女性インストラクターによるコースもあり、リラクゼーションも兼ねて参加したい方にはこちらもオススメ。ツボ押しやマッサージが受けられる特別コースや、美容や健康についてなんでも相談できるカウンセリングコースもあり。

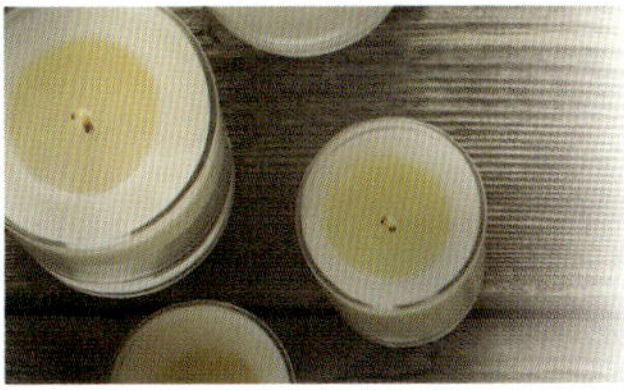

Organic Salon Kato

ココロとカラダに究極の心地よさを

一人ひとりに最適なケアを施す、ココロとカラダのメンテナンスの場として誕生した加藤雅俊監修のオーガニックリラクゼーションサロン。熟練のセラピストによって行われる「ホリスティックトリートメント」は、不調を改善するリンパマッサージとリンパストレッチ、脳に直接アプローチして自己治癒力を引き出すツボとアロマ、そしてお客様の声にじっくりと耳を傾けるカウンセリングによって構成。種類豊富なエッセンシャルオイルを贅沢に使用したマッサージは、心地よい香りと共に体や肌のコンディションを整え、気持ちを落ち着かせます。気分が沈みがちな方や、ストレスを解放したい方にもオススメ。

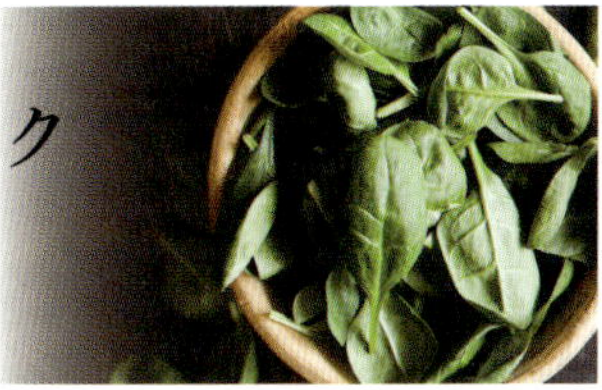

JHT 日本ホリスティックセラピストアカデミー

加藤雅俊が校長を務めるホリスティックスクール

心、体、食を通して自然治癒力に働きかけることで、美と健康を引き出す「ホリスティックセラピー」の学校。22 年間、加藤雅俊自ら教壇に立ち続け、その指導を求めて今も全国から生徒が集まっています。資格取得講座として、不調を癒すリンパメトリック®が学べる「リンパメトリック®インストラクター」や、リンパマッサージやツボ押しが学べる「ホリスティックリンパマッサージ」、医学と科学を合わせた栄養学「体内環境師®」などがあります。一般参加可能なセミナーや勉強会も充実しており、「加藤雅俊のよくわかる！体内環境塾」では健康・美容にまつわる最新情報のわかりやすい解説が人気を博しています。

各お問い合わせ・お申込み・ご予約
http://www.jht-ac.com

【著者紹介】
加藤 雅俊（かとう まさとし）

ミッツ・エンタープライズ（株）代表取締役。
日本ホリスティックセラピー協会会長。
日本ホリスティックセラピストアカデミー校長。
薬剤師。体内環境師®。薬学予防医療家。
「薬に頼らずに若々しく健康でいられる方法」を食事＋運動＋心のケアと一緒に研究する。1995年に予防医療を目指し起業。「心と体の両方」をみるサロンやセラピスト養成のためのアカデミーを展開。他に例をみない「食事と運動の両方をみる医学」がテレビ・雑誌等で取り上げられ話題となり、モデルや女優の体内環境のケアを担当。またプロ野球チームやアスリートのコンディショニングを担当する。著書に『Dr.クロワッサン 新装版 リンパストレッチで不調を治す！』（マガジンハウス）『薬に頼らず血圧を下げる方法』（アチーブメント出版）『ひと目でわかるホントによく効くリンパとツボ』（日本文芸社）など多数。著書累計は200万部を超える。

＜加藤雅俊から直接学べるセミナーやストレッチ教室を随時開催＞
JHT 日本ホリスティックセラピストアカデミー
http://www.jht-ac.com

カバーデザイン ● 佐久間勉・佐久間麻理（3 Bears）
本文デザイン ● ニシ工芸株式会社
イラスト ● 宇野将司（asterisk-agency）／後藤知江／株式会社 BACKBONEWORKS
写　　真 ● 平塚修二
モ デ ル ● 村上華子
ヘアメイク／スタイリング ● 成田幸代
衣裳協力 ● suria（www.suria.jp）
編集協力 ● 諏訪 敦／岡本弘美

※本書は『体がキレイになるリンパストレッチ』（2014年1月発行）と『1日60秒リンパストレッチ』（2015年6月発行）を加筆修正、再編集したものです。

1日《にち》1分《ぷん》!! 毒《どく》出《だ》しリンパストレッチ

2018年 6 月10日　第1刷発行
2018年10月20日　第4刷発行

著　　　者　加《か》藤《とう》雅俊《まさとし》
発　行　者　中村　誠
印　刷　所　図書印刷株式会社
製　本　所　図書印刷株式会社

発　行　所　株式会社日本文芸社
〒101-8407　東京都千代田区神田神保町1-7
電話　03-3294-8931（営業）　03-3294-8920（編集）

Printed in Japan　112180530-112181009Ⓝ04
ISBN978-4-537-21593-9
URL　https://www.nihonbungeisha.co.jp/

（編集担当：河合）